ALTERNATIV HEILEN

Herausgegeben von Gerhard Riemann

Gisela Preuschoff, geboren in Berlin im Jahre 1950, wuchs auf zwischen Straßenbäumen. Ihre Mutter lehrte sie die Liebe zu den Menschen, der Vater die Liebe zu den Pflanzen. In ihrer Therapieausbildung (Familientherapie, Klinische Hypnose, NLP) konnte sie beides miteinander verbinden. Sie betreibt eine Fachpraxis für Familientherapie in Ahneby und lernt hier von Menschen und Bäumen. Gisela Preuschoff ist verheiratet und hat vier Kinder.

Dieses Buch wurde auf chlor- und säurefreiem Papier gedruckt.

Originalausgabe März 1994

Umschlaggestaltung: Susannah zu Knyphausen, München
Illustrationen: Gundula Dangschat
Satz: MPM, Wasserburg
Druck und Bindung: Ebner Ulm
Printed in Germany 5 4 3
ISBN 3-426-76050-9

Gisela Preuschoff

Die heilende Kraft der Bäume

Mythologie, Geschichte
und Heilwirkung

Mit Illustrationen
von Gundula Dangschat

Knaur®

In Erinnerung an meinen Vater
für alle Menschen,
die sich schützend vor Bäume stellen

Inhalt

Vorwort

Baumspezialistin bin ich nicht. Ich habe Bäume eher besucht wie jemand, der sie liebt und braucht. Und obwohl ich schon viele Bücher geschrieben habe, hat mich kein Thema so berührt wie dieses. Vielleicht liegt das daran, daß Bäume Bilder sind, die Antworten auf uralte Sehnsüchte und Fragen der Menschen geben. Bäume gehören zu den Urdingen der Menschheit. Sie waren vor uns da.

Beim Schreiben dieses Buches habe ich mich wie eine Biene verhalten: Ich habe sehr fleißig zusammengetragen, was ich an Bäumen und über Bäume fand, und daraus etwas produziert, was möglicherweise eine Art Honig ist. Vielleicht haben Sie etwas davon.

Fast alles, was Sie in diesem Buch finden, mußte ich selber lernen und entdecken. Ich habe es mit Freude und Begeisterung getan, und ich hoffe, daß Sie es mit der gleichen Freude und Begeisterung in Ihren Alltag integrieren können.

Vieles von dem, was ich vorher schon wußte, hat mir mein Vater beigebracht, indem er mir als Kind all das über Bäume erzählte, was er selber studiert und erfahren hatte. Vieles habe ich aufgenommen, obwohl ich meine Ohren damals eher zugeklappt als geöffnet hatte. Dies sollten diejenigen unter Ihnen wissen, die selber Kinder haben oder unterrichten. Es dauert manchmal sehr lange, bis ein Samenkorn aufgeht – besonders bei Bäumen.

Bäume haben mich seit meiner Geburt begleitet, und wenn ich die Jahre rückwärts gehe, wird mir deutlich, wie viele »grüne Brüder« noch deutlich und klar vor meinem inneren

Auge wachsen. Wahrscheinlich wird es Ihnen ähnlich gehen, wenn Sie die Baumbilder Ihrer Kindheit und Familie ausgraben.
Unglaublich mächtige Kastanienbäume schauten ins Fenster, als ich im fünften Stockwerk eines Berliner Mietshauses im Holzbett meiner Großmutter geboren wurde. Im März müssen die Bäume dicke, feucht-klebrige Knospen gehabt haben. Viele Kindheitserinnerungen lassen mich an diese Bäume zurückdenken, die im Mai mit ihren weiß-roten Kerzen so festlich blühten und uns im Herbst massenhaft und frech das schönste Spielzeug vor die Füße knallten: So viel basteln konnte man ja kaum, wie diese Bäume wunderbar glänzende, herrlich braune Früchte trugen!
Auch Linden standen vor Großmutters Haus, und mein Bruder und ich ließen die kugeligen, geflügelten Samen, die sich oft auf die Fensterbank oder gar in die Stube verirrten, vom fünften Stock hinunter auf die Straße segeln. Erschaudernd vor der Höhe des Hauses, die dennoch in so enger Nachbarschaft der noch höheren Bäume weniger Furcht einflößte, entzückt von dem Schauspiel, mit dem der winzige Propeller-Hubschrauber abdrehte.
Im Stadtwald und im Botanischen Garten von Hannover, wo ich weiter aufwuchs, hatten wir feste Kletterbäume, die wir regelmäßig wie gute Bekannte besuchten. Dabei dachten wir nicht an unsere Urahnen, die noch auf Bäumen wohnten, und auch nicht an Schamanen, die Bäume bestiegen, um Dinge zu erfahren, die man nur durch Hinauf- und Hinuntersteigen erfahren kann.
Im Stadtwald verbargen sich aber auch Männer hinter Bäumen, die plötzlich ihre Hose herunterließen und meine ältere Schwester und mich veranlaßten, in heller Panik unsere Puppen in die Wagen zu pfeffern und zu flüchten. Zwerge und andere Waldgeister sind mir damals nicht begegnet.

Im Wald erhielt ich auch meinen ersten Kuß auf einem umgestürzten Baumstamm. Der Wald bot uns jenen köstlichen Freiraum für halb verbotene und ganz verbotene Spiele und Erfahrungen, die heute wohl nur noch wenige Kinder genießen können. Ich glaube, dies ist ein schrecklicher Verlust, denn es gibt wohl kaum heilsamere Orte als Wälder.

Unglaublich tröstend wirkte die Kastanienallee vor meiner ersten Schule, in der ich als Lehrerin arbeitete. Unter diesen Bäumen bin ich viele Tränen losgeworden, denn meinen Seelenqualen begegneten sie mit kühlender Gelassenheit und majestätischer Ausstrahlung. Sie haben mich Geduld gelehrt, Dinge hinzunehmen, ohne aus dem Gleichgewicht zu geraten, und mit Würde zu ertragen, was im Moment nicht änderbar ist. Sie haben mich mit ihrer wechselnden Gestalt durch die Jahreszeiten begleitet und erfahren lassen, daß alles sich wandelt und zu seinem Ursprung zurückkehrt.

Das Leben ist ein ewiger Kreislauf, eine wunderbare Ganzheit, und niemand vermittelt das eindringlicher als Bäume, die keine Worte nötig haben.

Als ich Jahre später anfing, als Therapeutin zu arbeiten, sind mir Bäume immer wieder begegnet. Sei es als »Stammbaum« einer Familie, der in der Familientherapie »Genogramm« genannt wird, sei es als Assoziation. So manche Familie, die eine unglaubliche Entwicklung aus erfahrenem Leid heraus vollziehen und ihren eigenen Weg zu Trost und Heilung finden konnte, hat mich an jene uralten Linden erinnert, die auf dem Neuköllner Friedhof stehen und einen Hauch von Frieden über den wahnsinnigen Lärm der vierspurig befahrenen Hermannstraße wehen lassen. Die erstaunliche Kraft, mit der sie dem Dreck der Großstadt ihre zarten Blätter und später ihre betörend duftenden Blüten entgegenhalten, hat mich an die Kräfte von Kindern erinnert, die im Schrecken aufwach-

sen und doch ganz bei sich bleiben. Viele sind es leider nicht.
Heilende Kraft der Bäume – ist das nicht ein bißchen übertrieben? Ich muß gestehen, daß ich selber überrascht war, als ich entdeckte, daß fast jeder Baum – auch im medizinischen Sinn – Heilkraft besitzt. Ja daß eine Vielzahl von Medikamenten aus Bäumen hergestellt wird oder die in Bäumen natürlich vorhandenen Stoffe in synthetischer Nachbildung enthält. So enthält das weltbekannte Aspirin einen Wirkstoff, der dem in der Weidenrinde vorhandenen Salicin verwandt ist und synthetisch nachgebildet wurde.
Heute überlassen wir die Wiederherstellung unserer Gesundheit gern Fachleuten. Das drückt aus, wie sehr wir uns von unserem eigenen Körper und damit von der Natur und den in ihr wirksamen Zusammenhängen entfremdet haben. Nur wenige Menschen werden heute noch die Fähigkeit besitzen, die auch vielen Tieren zu eigen ist, sich von einer Pflanze rufen zu lassen, um gesund zu werden. Dennoch ist es eine Tatsache, daß Medizinmänner verschiedener Kulturen noch heute mit traumhafter Sicherheit die Pflanze finden, die sie zur Selbstheilung oder zur Heilung an anderen Menschen benötigen.
Die unglaublich wahnsinnige und uns selber vernichtende Zerstörung, die wir Menschen seit langem der Natur antun, läßt sich nur aus dieser Entfremdung erklären. Wir haben uns selber von unseren Wurzeln abgeschnitten und wissen nicht, was wir tun. Vielen ist das eigene Leben genauso gleichgültig geworden wie das der Pflanzen um sie herum. Alle Entwurzelten aber werden elend sterben.
Um zu sehen, wie grausam das Sterben sich heute vollzieht, muß man nicht unbedingt in Kriegsgebiete fahren. Ein Blick in unsere Krankenhäuser, Altersheime und psychiatrischen Anstalten vor Ort genügt. Wohlweislich wird es jedoch vorgezogen, uns in den Abendnachrichten die Greuel entfernter

Katastrophengebiete vorzuführen. Die alltägliche Grausamkeit in unseren eigenen Häusern und Familien wird wenigen Experten überlassen.
Noch immer werden in jeder Minute 40 Hektar Regenwald, d. h. die Größe von 56 Fußballfeldern, vernichtet. Aber auch vor meiner Tür werden Bäume auf brutale Weise maschinell gekappt anstatt sorgfältig geschnitten. Damit Autofahrer stets gute Sicht haben und die Natur sich nicht zu üppig ausbreitet, sorgt das Straßenbauamt für alljährliche Beschneidung, während wir unsere Kinder, Hunde und Katzen nicht in Straßennähe allein lassen dürfen.
Das bedeutet aber auch, daß jeder, der etwas zum Schutz der Bäume und der Natur tun möchte, bei sich und vor dem eigenen Haus anfangen kann. Im Jahre 1630 banden sich 363 Angehörige der indischen Religionsgemeinschaft Bishnoi an Bäume, die gefällt werden sollten. Heute gibt es weit mehr Menschen als noch vor zwanzig Jahren, die sich zum Schutz von Bäumen stark machen und ihre Liebe zu diesen Urdingen der Menschheit deutlich leben.
Das vorliegende Buch besteht aus zwei Teilen. Im ersten Teil wird allgemein über Bäume und ihre heilende Kraft geschrieben, im zweiten werden 32 einzelne Bäume beschrieben und erklärt. Diesen Beschreibungen sind kurze einführende Kapitel vorangestellt (S. 53–62), die Sie unbedingt lesen sollten, bevor Sie sich mit den Aussagen über einzelne Bäume beschäftigen. Sonst ist die Reihenfolge, in der Sie dieses Buch benutzen, nicht bedeutsam.
Ich wünsche mir, daß dieses Buch Ihnen hilft, Ihre uralte Liebe zu Bäumen wiederzuentdecken, damit sich die Zahl derer, die sich schützend vor Bäume stellen, vergrößert.

Teil I

Von Bäumen und Menschen

Der Baum als Schöpfer menschlichen Lebens

Bäume sind viel älter als Menschen. Unser Planet ist etwa fünf Milliarden Jahre alt. Bäume bewachsen ihn seit etwa 300 Millionen Jahren. Die ersten Bäume waren Nadelbäume und Ginkgogewächse, aber erst in der Kreidezeit vor etwa 135 Millionen Jahren entstanden Laubbäume wie Weiden, Birken, Buchen, Ulmen und Haselnuß.

Vor 50 000 Jahren jagten sehr entfernte Vorfahren des Menschen den Höhlenbär, vor 500 000 Jahren entdeckte der »Homo erectus« das Feuer. Vor fünf Millionen Jahren gab es menschenähnliche Wesen, die Wurzeln mit Stöcken ausgruben. Vor gut 30 Millionen Jahren sollen sich Menschenaffen aus den vor 70 Millionen Jahren entstandenen Primaten entwickelt haben.

Bäume sind also ungefähr doppelt so alt wie unsere Vor-Vorfahren, die Primaten. Unsere nächsten Verwandten, die Menschenaffen, die ja auf Bäumen leben, sind rund 100 Millionen Jahre jünger als Bäume, und es dauerte nochmals 25 Millionen Jahre, bis diese den sicheren Schutz der Bäume aufgaben und ein Leben auf dem Erdboden wagten, aufrecht gehen lernten und Werkzeuge zu gebrauchen begannen.

Unser Gehirn kann mit diesen Zahlen nicht viel anfangen. Die Zeitabschnitte sind einfach unvorstellbar groß. Sie machen jedoch deutlich, was viele von uns noch irgendwie ahnen: Die Bäume brauchen uns nicht, aber wir brauchen die Bäume. Ohne Bäume würde es keine Menschen geben.

Unsere Vorfahren schienen das deutlich zu fühlen, denn in

germanischen, keltischen, indianischen und vielen anderen Schöpfungsmythen wird erzählt, daß die Götter aus Bäumen Menschen machten. Wir stammen gewissermaßen von Bäumen ab. Das sagt auch der Name Stamm-Baum.
Was unsere Vorfahren nicht wissen konnten, wir aber heute leicht sichtbar machen können, ist die Ähnlichkeit unseres Körpers mit dem des Baumes. Wir haben wie der Baum eine vertikale (Kopf bis Fuß) und eine horizontale Achse (Schulter, Arme, Hände). Unsere Finger wachsen wie Äste aus einem Stamm, sie entspringen der Hand-Wurzel. Das menschliche Blutgefäßsystem ähnelt ebenfalls einem Baum, wenn man es – für sich aufgezeichnet – betrachtet. Überall da, wo es um den Austausch von Nährstoffen geht, taucht im Organismus das Prinzip der Verästelung auf. Auch der Ansatz der Nabelschnur auf der Plazenta zeigt diese Verästelung. Werden die Luftwege des Menschen sichtbar gemacht, kann man deren Baumstruktur deutlich erkennen. Der Bronchialbaum erinnert an einen umgekehrten Baum, den Weltenbaum der Hindus und der jüdischen Kabbala: Seine Wurzeln ragen in die Höhe, seine Krone berührt den Boden.
Wenn wir Drüsen oder Nervenzellen in vielfacher Vergrößerung betrachten, können wir ebenfalls über deren Baumstruktur staunen. Im Kleinhirn befinden sich die Ganglienzellen, die wie Bäumchen aussehen und Ausdruck des Erlebnisses sein mögen, das wir haben, wenn wir den Verzweigungen und Verästelungen von Ideen nachgehen. Vieldeutig dichtete William Blake (zitiert nach Gisela Schmeer, S. 40):

> Die Götter von Land und Meer
> suchten, wo der Baum wohl wär;
> vergebens: Nicht in der Natur,
> im Menschenhirne wächst er nur.

Bevor es Menschen gab, war die Erde mit unendlichen Wäldern bedeckt. Sie lieferten den Sauerstoff, ohne den weder Tier noch Mensch auch nur länger als fünf Minuten leben könnte. Bekanntlich können Menschen wochenlang ohne Nahrung auskommen und tagelang ohne Wasser. Sind sie aber nur wenige Minuten ohne Sauerstoff, sterben sie.
Auf dieser Erde stirbt alles Lebendige, wenn es nicht gesunde Luft zum Atmen hat. Und diese schenkt uns tagtäglich der Baum. Einige uralte Bäume, die noch heute auf unserer Erde wachsen und leben, gab es schon zur Zeit Christi Geburt, beispielsweise die Zedern eines ehemals heiligen Hains im Libanon.
Menschen müssen atmen, und durch die Lunge bleiben wir in dauerndem Kontakt mit der Umwelt und somit, auch wenn wir es vergessen, mit Bäumen. Die Lunge ist das größte Organ des Menschen. Würde man die Lungenbläschen eines Menschen flach auf dem Boden ausbreiten, könnte man damit die Fläche eines Fußballfeldes bedecken.
Diese enge Beziehung von Baum und Mensch drückt sich in vielen alten Geschichten aus. Geschichten von Menschen, die sich in Bäume verwandelten, und von Bäumen, die zu Menschen wurden.
Zu den ältesten Baumdarstellungen gehören die in der Grabkammer des ägyptischen Pharaos Thutmosis (1504 bis 1450 v. Chr.) gefundenen Darstellungen der Göttin Isis, der Herrscherin über Leben und Tod. Sie reicht den im Totenreich Harrenden aus dem Baum heraus die eigene Brust. Welch ein tröstlicher Gedanke, im Reich der Toten von einem Baum genährt zu werden!
Bäume geben uns aber nicht nur die Möglichkeit, unsere Lebenskraft, Prana, durch Atmen zu verlängern. Wir verdanken ihnen auch das Klima auf dieser Erde. Wälder liefern die Feuchtigkeit; an heißen und trockenen Tagen kühlen und

reinigen sie die Luft. Regnet es aber viel, entziehen die Bäume der Luft Feuchtigkeit und halten das Regenwasser zurück wie ein Schwamm.
Der Wald mit seinem Boden aus Wurzeln und Humus filtert Gift und Schmutz aus dem Wasser, das als Grundwasser versickert. Ein einziger Baum zieht Jahr für Jahr 30 000 l Wasser durch den Boden. Ein ausgewachsener Baum mit einer Blattoberfläche von 1200 m^2 produziert im Jahr ungefähr 4500 kg Sauerstoff und entzieht dabei der Luft rund 6000 kg des für Menschen giftigen Kohlendioxyds. Wir wissen dies heute, können die Zusammenhänge beweisen und sogar die Kosten berechnen, die entstehen, wenn Menschen weiter die grüne Lunge dieser Erde zerstören. Wir können auch den volkswirtschaftlichen Nutzen der Bäume berechnen. Sie liefern ja nicht nur Sauerstoff, sondern auch Holz, wofür sie keine andere Gegenleistung verlangen als die, wachsen zu dürfen.
Haben Sie sich jemals bei einem Baum dafür bedankt, daß er uns am Leben erhält?
Wir sind gewissermaßen die Kinder der Bäume. Und wie Kinder sollten wir wieder beginnen, von Bäumen zu lernen, sie lieben und achten wie große Mütter.

Heilige Bäume

Geliebte
schau in dein eigenes Herz
dort wächst der heilige Baum.
William Butler Yeats

Lange bevor Menschen den Gott Jahwe des Alten Testaments kannten, haben sie die sie umgebende Natur als heilig verehrt. Das liegt nahe, denn sie waren ihr auf Gedeih und Verderb ausgeliefert. Unsere Vorfahren bauten ihren Göttern keine Häuser, Tempel oder Kirchen, sondern verehrten sie da, wo sie ihre Liebe am deutlichsten spürten: unter Bäumen.
Bäume ernährten die ersten Menschen mit ihren Früchten, sie lieferten ihnen Werkzeug und Waffen, Unterschlupf und Zuflucht. Sie heilten die Menschen, indem sie ihnen Blätter als Medizin, Pflaster und gesunde Nahrung schenkten, Harz zur Konservierung und Desinfizierung.
Wer aber heilt, muß heilig sein, d. h. mit göttlicher Kraft in Verbindung stehen. So stand der Baum in allen frühen Kulturen als Symbol der großen Mutter Natur und der überquellenden Lebenskraft als eine Achse am Mittelpunkt der Welt, die das Unterste verbindet mit dem Höchsten.
Bäume wurden gesehen als ein Ort der Ganzheit, wo das Göttliche mit dem Dämonischen der Unterwelt verbunden wird, als Bäume des Lebens im Mittelpunkt der Religion, als Heiligtum der Göttinnen.
Im germanischen Kulturraum kannte man Yggdrasil, die Weltenesche, in deren Mitte die Heimat des Menschen ist. Ihre mächtige Krone beschirmt die Welt, hier in den Wipfeln wohnen die Götter, während ihre Wurzeln hinabreichen in die

Unterwelt des Lebens, in den Mutterschoß des Todes, wo die mütterlichen Nornen wohnen, die die Lebensfäden spinnen und abschneiden und die Wurzeln des Baumes aus der Quelle des Lebens nähren. Odin, der Gott, stieg da hinab, um aus der Quelle zu trinken, und erhielt alle Weisheit von dort. Und sollte die Welt je untergehen, wird sich im Holz der Esche ein Menschenpaar verbergen, von dem dann künftige Geschlechter abstammen werden.

Ähnliche Bäume sind aus anderen Kulturen bekannt. Buddha wird unter einem Baum geboren, und hier fand er auch den Mut zu seiner Lehre. Er stirbt unter einem Baum. Bäume waren Göttinnen oder wurden von solchen bewohnt. Sie spendeten Leben, sie halfen und heilten, und die Menschen waren dankbar dafür.

In allen Kulturen der Welt traten Menschen mit Bäumen in Beziehung, baten Bäume um Rat, übergaben ihnen menschliche Übel, Krankheiten, aber auch Bitten und Wünsche.

Priester und Heiler verstanden sich auf Zwiegespräche mit Bäumen. Keltische Druiden lehrten ihre Kunst in heiligen Eichenhainen, und im Nordwesten Griechenlands stand die Eiche von Dodona, gehütet von drei Priesterinnen. Diese vernahmen im Rauschen der Blätter die göttliche Stimme und konnten so Antwort auf die schwierigen Fragen des Lebens geben.

Der Baum als Mittler zwischen Himmel und Erde

Bäume sind Gedichte,
die die Erde
in den Himmel
schreibt.

Khalil Gibran

Tief in die Erde reichen die Wurzeln des Baumes. Hier ist es dunkel, hier aber gibt es auch verborgene Quellen, Wasseradern des Lebens, Halt. Die Wurzeln tragen die Dunkelheit hinauf ins Licht, aus ihnen bilden sich Stamm, Geäst, Blätter, Blüten und Früchte.

Wie kommt es, daß in Bäumen das Wasser aufwärts fließt? Blätter saugen durch ihre Transpiration über 100 m lange Wasserfäden an, flankiert von Markstrahlen, die Nährstoffe aus der Innenrinde in den Hohlkörper leiten. Entfernt man die Rinde des Baumes, ist daher die Nahrungszufuhr für die Wurzeln, nicht aber für die Krone unterbrochen. Die Blätter strecken sich der Sonne entgegen, sie sind das »Herz« des Baumes. Sie verarbeiten das mit Chlorophyll angereicherte Wasser mit Hilfe des Lichts und des Chlorophylls. Aus Wasserstoff wird Kohlenstoff, wodurch der Luft das reichlich vorhandene Kohlendioxyd entzogen wird. Der im Wasser vorhanden gewesene Sauerstoff wird durch diesen Prozeß an die Luft abgegeben.

Jeder Baum besteht zu mindestens 80 Prozent aus Wasser und saugt täglich mehrere hundert Liter Wasser aus dem Boden, um es in dem beschriebenen Prozeß der Luft zurückzugeben.

So verbinden sich Blätter und Blüten mit der Luft, mit dem Licht, mit dem Himmel.
Dunkelheit und Licht gehören zusammen, sie brauchen einander, ergänzen sich und machen den Baum zum Baum.
Baum ist Fließen, Durchlichten, Verwandeln, Entwickeln. Ein Kreislauf, der für Leben schlechthin steht: Leben ist ein ewiger Fluß, ein Fluß, der Wurzeln braucht und eine Krone, Leben und Tod.

Baum und Seele

Leben
einzeln und frei
wie ein Baum
brüderlich
wie ein Wald
das ist unsere Sehnsucht.

Nazim Hikmet

Jeder Mensch hat Sehnsüchte und Fragen, auf die er Antwort nur mit Hilfe von Bildern finden kann. Der Baum ist so ein Bild. Und solange es Menschen gibt, gibt es den Baum als Symbol. Er gehört zu den Urdingen der Menschheit, zu den ältesten Symbolen überhaupt.

Das hängt sicherlich auch mit dem Schock zusammen, den unsere Vorfahren erleben mußten, als sie von den Bäumen herunterstiegen, die ihnen Millionen Jahre zuvor Sicherheit und Schutz gaben. Die Koordinaten des Sicherungsbedürfnisses sind bis heute in unserer Seele verankert. Bis heute lernen kleine Kinder, wenn man sie früh an Leitern gewöhnt, eher Klettern als Laufen. Auch der Reflex, die Arme bei Schreck in die Höhe zu reißen, stammt noch aus dieser Affenzeit, wo man sich bei Gefahr blitzschnell ans Fell der Mutter klammern und auf den sicheren Baum flüchten mußte. In den Bäumen symbolisieren sich mütterliche Bilder, genährt aus dem Schutz, den sie unseren Vorfahren vor Angreifern gaben.

In alten Geschichten werden Menschen aus dem Baum geboren oder in Bäume verwandelt. So Myrrha, die Tochter des Königs von Zypern, die zum Schutz vor ihrem blut-

schänderischen und gewalttätigen Vater in einen Myrrhenbaum verwandelt wird. Die Tränen, die sie weint, sind das kostbare Harz des Baumes, das auch Jesus zusammen mit Weihrauch, der ebenfalls ein Baumharz ist, zum Geschenk gemacht wurde.
Neun Monate nach der Verwandlung gebiert Myrrha einen schönen Knaben, indem ihre Baumrinde platzt und der Junge das Licht der Welt erblickt. Der Baum ist eine Gebärende, die Gebärende ist ein Baum. Auch Daphne, die Nymphe, wird auf der Flucht vor Apollo, der sie – durch den Pfeil der Eros getroffen – liebt, in einen Lorbeerbaum verwandelt. »Doch auch als Baum blieb der Verwandelten die leuchtende Schönheit, und es blieb ihr Apollos Liebe. Behutsam legte er die Hände auf ihren Stamm, und noch durch die Rinde hindurch spürte er das Herz der Geliebten schlagen. Da umfing er mit den Armen die Äste und küßte innig den Baum« (*Griechische Sagen,* S. 52). Und Ovid dichtete *(Metamorphosen):*

»Kannst du«, so spricht der Gott,
»nicht mehr die Gattin mir werden,
sollst mein Baum du doch sein.«

Das Symbol des Baumes war vor dem Menschen da. Er fand es vor, um seiner Seele die Angst zu nehmen und zumindest symbolisch eine Antwort auf seine Fragen zu finden. Indem Bäume ihre Blätter abwerfen, im Frühling jedoch zu neuem Leben erwachen, leben sie uns vor, daß der Tod überwindbar ist und nicht die letzte Antwort auf die Qual des Lebens. In Bäumen und Särgen aus Holz werden Menschen zur letzten Ruhe getragen, der Tote wird der Mutter übergeben zur Wiedergeburt. Dies wird auch im Symbol des hölzernen Kreuzes ausgedrückt, an dem Jesus starb, damit wir leben. Der Baum gilt auch als Sitz der Seele. In ihrem wunder-

schönen Märchen »Klingt meine Linde« hat Astrid Lindgren dies aufgegriffen.
Sterbende verbargen sich im Wald, aber auch kleine Kinder werden nach alten Sagen aus hohlen Bäumen geholt. Auch pflanzte man zur Geburt eines Kindes gern einen Baum. Er sollte den neuen Erdenbürger beschützen, in seinem Wachstum begleiten und mit seinem Schicksal verbunden bleiben.
Besonders in Skandinavien sind Schutzbäume als Familienbäume bekannt. Meist waren es Eschen oder Linden. Hier wohnt der Schutzgeist der Familie, der auf vielfältige Weise Hilfe bringen kann.
Die enge Verbindung von Mensch und Baum kommt auch in der Sprache zum Ausdruck. Wir haben *Triebe* und können uns *verwurzelt* fühlen, wir möchten uns aber nicht *zurechtstutzen* lassen. Wir haben eine *Abstammung* und einen *Stammbaum.* Es gibt vielfältige *Abzweigungen* in unserem Leben, und manches erscheint uns *aufgepfropft.* Wir gelangen zur *Reife* und können die *Früchte* unserer Arbeit ernten. Wir fühlen uns aber auch *ausgehöhlt*, und manchmal werden unsere festen Grundsätze *morsch.* Unser Kopf wird *kahl*, und Hoffnungen *blättern* ab. Jedoch bekommen wir *Sprößlinge.*
Wenn Menschen heute von so viel Unsicherheit, Angst und Ratlosigkeit geplagt sind, dann liegt es sicherlich auch daran, daß sie die Beziehung zu diesem Ursymbol des Lebens verloren haben, die Beziehung zum Baum. Der Baum nährt, schützt, heilt und hilft nicht nur dem Körper des Menschen, er nährt, schützt und heilt auch seine Seele, wenn sie den Baum sucht.
»Wer könnte leben ohne den Trost der Bäume?« dichtete Günther Eich, und Mohammed wußte:

> Jeder hat einen Baum nötig,
> von der Wiege bis zum Sarg.

Das Geschlechtsleben der Bäume

Jeder weiß, wieviel Schmerz, Trauer und Verlust, aber auch Freude und Glück Menschen aus ihrem Sexualleben schöpfen. Das Geschlechtsleben der Bäume ist daher besonders interessant.

Da kann uns zunächst die selbstverständliche Vielfalt in Erstaunen versetzen. Es gibt männliche und weibliche Bäume, d. h. Baumarten, von denen ein Baum nur weibliche, ein anderer nur männliche Blüten trägt, z. B. die Eibe.

Es gibt aber auch männliche und weibliche Blüten auf ein und demselben Baum und auch zwittrige Blüten wie bei der Kastanie. Weibliche Blüten wachsen am Baum stets über den männlichen. Sie streben danach, von einem anderen Baum befruchtet zu werden, nur wenn weit und breit keiner wächst, befruchten sie sich mit den männlichen Blüten des gleichen Baumes. Die meisten Bäume vertrauen ihre Samen dem Wind oder den Insekten an. Manche können sich jedoch auch zusätzlich durch Wurzelschößlinge und Ableger vermehren. Es gibt auch Bäume, die einfach einen Teil von sich loslassen, der dann verwurzelt und ein neues, selbständiges Leben beginnt.

Wenn Bäume bedroht sind, sei es durch Nahrungsmangel, Alter oder Umweltbedingungen, oder auch wenn sie durch andere Bäume auf drohende Gefahr hingewiesen werden, erzeugen sie mehr Blüten und Früchte als gewöhnlich. Weil meistens der Wind den weiblichen Blüten die Pollen zubläst, müssen sich diese weder um schöne Farben noch Formen bemühen. Die Blüten jedoch, die durch Insekten befruchtet

werden, tun dies wohl und strömen meistens einen betörenden Duft aus wie die Linde oder der Apfelsinenbaum.
Bei der Verbreitung des Samens sind Tiere beliebte Gäste. Vögel picken die Samen und Früchte und scheiden sie an anderer Stelle wieder aus. Eichhörnchen vergraben Eicheln für den Winter und vergessen einen Teil von ihnen. In guten Jahren können an einer einzigen Eiche bis zu 50 000 Eicheln wachsen.
Bäume sind großzügig. Sie verschenken viel. Sicherlich kommt die Vorstellung, daß Bäume uns Wünsche erfüllen, von diesem Wissen um ihre Großzügigkeit. Auch der Brauch, Wünsche auf Zettel zu schreiben und an die Äste eines Baumes zu hängen, mag daher rühren.
Aschenputtel, die auf das Grab ihrer Mutter einen Haselzweig pflanzte, der zum Wunschbaum heranwuchs, bekam wunderschöne Kleider und Schuhe von eben diesem Baum, der ihr damit den Königssohn und die Erlösung von ihrer Qual schenkte. »Bäumchen, rüttel dich, Bäumchen, schüttel dich, wirf Gold und Silber über mich«, lautete ihr Spruch. Und in der griechischen Sage kann man durch die Äpfel der Hesperiden sogar Unsterblichkeit erlangen.

Kommunikation mit Bäumen

Die Seele wird
vom Pflastertreten krumm.
Mit Bäumen kann man
wie mit Brüdern reden
und tauscht bei ihnen
seine Seele um.
Erich Kästner

Bäume wurden, seit es Menschen gibt, um Antwort auf ihre Fragen gebeten. Die Bäume der Schamanen dienen bis heute als Ausgangspunkt von Reisen, um Zwiesprache mit der Natur zu halten, die Antwort auf Fragen von Leben und Tod, Gesundheit und Krankheit gibt. Götter sprachen seit uralten Zeiten durch Bäume mit Menschen, und umgekehrt lauschten Menschen auf das, was Bäume ihnen zu sagen hatten. Tatanga Mani sagte (zitiert nach Karl Schnelting [Hrsg.], S. 7): »Weißt du, daß Bäume reden? Ja, sie reden. Sie sprechen miteinander, und sie sprechen zu dir, wenn du zuhörst ... Ich selbst habe viel von den Bäumen erfahren, manchmal etwas über das Wetter, manchmal über Tiere, manchmal über den Großen Geist.« Dichter, Kinder und Naturvölker wußten schon immer, was wir auch heute wieder zu ahnen beginnen, und schon Plato verkündete: Das Universum ist beseelt. Steine, Pflanzen und Tiere kommunizieren, haben Empfindungs- und Wahrnehmungskräfte. Ein indianischer Spruch lautet:

Gott schläft im Stein,
atmet in der Pflanze,
träumt im Tier
und erwacht im Menschen.

Wir sind eins mit der Natur – nur haben viele von uns die Empfindung dafür verloren. Und doch kann jeder, der mit der Natur in Verbindung treten möchte, heute damit beginnen. Wir können mit der Erde sprechen, genauso wie mit dem »grünen Volk der Pflanzen«, wir können das Lachen einer Blume spüren, die uns erfreut, oder das Weinen eines Baumes, der gefällt wird.

Wir sollten uns bei Pflanzen bedanken, wenn wir Teile von ihnen gebrauchen, und alles Leben mit Würde behandeln. Die Kräfte, die durch liebevolle Gedanken von uns ausgehen, die Energien, die wir in unseren Wünschen und Fürbitten aussenden können, vollbringen Wunder und sind bis heute längst nicht genutzt. Imre und Dagny Kerner haben in ihrem Buch *Der Ruf der Rose* beschrieben, wie Wissenschaftler und Laien die Kommunikation mit Bäumen untersucht haben. Es ist inzwischen bewiesen, daß Pflanzen besser gedeihen, wenn wir ihnen gute Gedanken und Wünsche senden und mit ihnen reden, laut oder leise, in der Sprache des Herzens.

Bekannt ist, daß Bäume, wie andere Pflanzen auch, miteinander kommunizieren, Nachrichten empfangen und senden können. Inzwischen gibt es z. B. in Ulm einen »Arbeitskreis für Biokommunikation«, dessen Mitglieder Signale und Reaktionen von Pflanzen aufzeichnen. Bernd Fischer, ein Mitglied dieses Arbeitskreises, sagt hierzu (zitiert nach Kerner, S. 203 f.):

> Im Moment gibt es für mich keine Unterschiede mehr zwischen dem Lebendigen. Ich habe jetzt angefangen,

mich mit Umweltethik zu beschäftigen, da mir aufgefallen ist, daß es erst Sklaven ohne Rechte in der westlichen Welt gab, später hatten die Schwarzen in den USA immer noch keine Rechte, Frauen waren bis in unser Jahrhundert ziemlich rechtlos. Heute gibt es bei uns keine Sklaven mehr, die Schwarzen in den USA haben sich Rechte erkämpft, die Emanzipation der Frauen hat sich durchgesetzt, wir haben gelernt, daß Tiere keine Sachen sind. Irgendwann werden auch die Pflanzen drankommen und nicht mehr rechtlos sein. Wir werden verstehen, daß sie ein Wahrnehmungsvermögen besitzen, daß sie sich erinnern, daß sie kommunizieren, daß sie Lebewesen sind wie wir Menschen, wie Tiere.

Nichts auf Erden ist stumm.
Dorothy Maclean ist eine der Mitbegründerinnen von Findhorn. Dieser jetzt wunderbare Garten im Nordosten Schottlands gedieh auf einst unfruchtbarem Boden, bis Dorothy mit Naturgeistern sprach und mit den Pflanzen meditierte. Seitdem reisen jährlich Tausende nach Findhorn, um das Wunder zu bestaunen. Dorothy kehrte mittlerweile in ihre kanadische Heimat zurück, um Vorträge und Seminare zu halten. Sie ist der festen Überzeugung, daß jeder, der die Natur liebt und ihr mit Offenheit begegnet, mit Pflanzen kommunizieren kann. Hunderte von Botschaften hat sie aus dem Reich der Pflanzen empfangen, die großen alten Bäume jedoch haben sie mit besonderer Dringlichkeit gerufen (zitiert nach Kerner, S. 129):

> Der Geist der großen Bäume ist umfassend und vornehm. Die Bäume sagen, daß sie uns Menschen als Jugendliche, als Teenager ansehen, die noch viel aus Fehlern lernen müssen, um zu wachsen und wirklich erwachsen zu werden. Sie achten die Kraft des menschlichen Willens und

die Macht unserer Visionen, die es uns ermöglichen, unsere Ängste zu besiegen und eine bessere Welt zu schaffen. Jetzt rufen uns die Bäume um des Lebens der Erde und aller Lebewesen wegen, über unser heutiges Selbst hinauszuwachsen und den Planet zu retten. Wenn wir die großen Bäume nicht bewahren, zerstören wir die Kraft der Erde. Sie nennen wichtige Gründe dafür, einer der wichtigsten ist, daß sie gewisse Energien aus dem Kosmos empfangen, wozu nur große alte Bäume in der Lage sind. Sie müssen wirklich erwachsen sein, junge Bäume können diese Aufgabe nicht erfüllen, genauso wie Kinder nicht die Arbeit von Erwachsenen übernehmen können. Die Bäume sind die Haut der Erde; wenn man einen gewissen Teil der Haut zerstört, tötet man das gesamte Lebewesen. Und die Menschen vernichten die Bäume, bevor sie ausgewachsen sind. Unser Planet ist ohne große alte Bäume nicht lebensfähig. Wir brauchen die speziellen Energien, die nur sie uns geben können.

Wie Kinder und Dichter

Kinder und Dichter haben Bäume durch alle Jahrhunderte geliebt und verehrt. Einen Kletterbaum zu haben, in den man regelmäßig und durch alle Jahreszeiten hindurch vor den Erwachsenen flüchten kann, in dem man sich geborgen und zu Hause fühlt, gehört zu den schönsten Kindheitserlebnissen. Kinder und Dichter trauern um Bäume und finden Trost bei ihnen. Hermann Hesse schrieb in seinem Buch *Bäume – Betrachtungen und Gedichte* (S. 9):

> Bäume sind für mich immer die eindringlichsten Prediger gewesen. Ich verehre sie, wenn sie in Völkern und Familien leben, in Wäldern und Hainen. Und noch mehr verehre ich sie, wenn sie einzeln stehen ... Nichts ist heiliger, nichts ist vorbildlicher als ein schöner starker Baum ... Bäume sind Heiligtümer. Wer mit ihnen zu sprechen, wer ihnen zuzuhören weiß, der erfährt die Wahrheit. Sie predigen ... das Urgesetz des Lebens. Ein Baum spricht: In mir ist ein Kern, ein Funke, ein Gedanke verborgen, ich bin Leben vom ewigen Leben ... Ein Baum spricht: Meine Kraft ist das Vertrauen ... Wenn wir traurig sind und das Leben nicht mehr gut ertragen können, dann kann ein Baum zu uns sprechen: Sei still! Sei still! Sieh mich an! Leben ist nicht leicht, Leben ist nicht schwer. Das sind Kindergedanken. Laß Gott in dir reden, so schweigen sie. Du bangst, weil dich dein Weg von der Mutter und Heimat wegführt. Aber jeder Schritt und Tag führt dich neu der Mutter entgegen. Heimat ist nicht da oder dort. Heimat ist in dir innen, oder nirgends.

Pablo Neruda nennt das folgende Gedicht »Das Herz des Baumes« *(Den Schmerz der Welt in Hoffnung verwandeln):*

Wir durchschritten Barranca Yaco
den Einsamkeiten von Ongamira entgegen,
als hin auf das Grasland gestreckt
einen umgestürzten Baum wir fanden,
einen toten Johannisbrotbaum.

Der Sturmwind der letzten Nacht
hatte die Wurzeln, die silberblanken,
in die Luft gerissen
und ließ sie verkrallt dastehen,
eine Haarflut fest in den Wind getriebener,
wahnsinniger Mähnen.

Näher trat ich, und seine verstümmelte
Kraft war so groß,
sein Gezweig am Boden so heroisch,
und seiner Krone entstrahlte
solch irdische Majestät,
daß ich, beim Berühren des Stammes,
seinen Herzschlag spürte,
ein Lichtstrahl aus dem Herzen des Baumes.

Lange verharrte ich dort und starrte
auf das, was bis zum gestrigen Tag
wildes Rauschen aufgepflanzt
und Nester,
ich klagte nicht,
denn mein toter Bruder
war im Tode so schön wie im Leben.

Rose Ausländer vergleicht Bäume mit Säulenheiligen (in ihrem Gedicht »Bäume«):

Säulenheilige
Jahrhunderte angewurzelt
ans Denken der Erde

schöpfen Schatten
aus dem Sonnenquell

jeder Baum erwählt
die Luft zu bereichern
mit seinem Atem

im eingewachsenen Gewicht
ruhend

Aber die Unruhe
der Laublippen
diese Sprachspiele
jenseits
der verhärteten Rinde

Das folgende Gedicht über Bäume stammt von Rainer Maria Rilke *(Die Sonette an Orpheus XVII):*

Gibt es denn Bäume
von Engeln beflogen,
und von verborgenen
langsamen Gärtnern
so seltsam gezogen
daß sie uns tragen,
ohne uns zu gehören?

Johann Wolfgang von Goethe beschrieb die unterschiedlichen Auswirkungen der verschiedenen Bäume auf die Psyche des Menschen (*Mit Goethe durch den Garten*, S. 33):

> Und gewiß! Wer sein Leben lang von hohen ernsten Eichen umgeben wäre, müßte ein anderer Mensch werden, als wer täglich unter luftigen Birken sich erginge.

Den Kreislauf der Natur und den Wandel als einzig Beständiges beschreibt Hermann Hesse in seinem Gedicht »Welkes Blatt« (*Bäume – Betrachtungen und Gedichte*, S. 129):

> Jede Blüte will zur Frucht,
> Jeder Morgen Abend werden,
> Ewiges ist nicht auf Erden
> Als der Wandel, als die Flucht.
>
> Auch der schönste Sommer will
> Einmal Herbst und Welken spüren.
> Halte, Blatt, geduldig still,
> Wenn der Wind dich will entführen.
>
> Spiel dein Spiel und wehr dich nicht,
> Laß es still geschehen.
> Laß vom Winde, der dich bricht,
> Dich nach Hause wehen.

Bäume in der Psychotherapie

Die Entwurzelung ist bei weitem die gefährlichste Krankheit der menschlichen Gesellschaft. Wer entwurzelt ist, entwurzelt. Wer verwurzelt ist, entwurzelt nicht. Die Verwurzelung ist vielleicht das wichtigste und meistverkannte Bedürfnis der menschlichen Seele.

Simone Veil

Die Psychotherapie ist jung, während das Heilen mit Bäumen uralt ist. C. G. Jung (1875 bis 1961), der Schweizer Psychologe und Psychiater, hat durch seine Traumforschung herausgefunden, daß es eine kollektive Psyche der Menschheit zu geben scheint, an der jeder einzelne teilhat. So gibt es seit alters Symbole, die überall auf der Welt auftauchen und auch überall verstanden werden. Hierzu gehört der Baum. »Bäume haben Individualität, sie sind daher oft ein Synonym für Persönlichkeit«, schreibt Jung (zitiert nach Koch, S. 19). Wenn der Baum diesen Symbolgehalt für Menschen besitzt, was sich ja kulturgeschichtlich leicht nachweisen läßt, müssen Bäume und Bilder von Bäumen in der Seele des Menschen Gefühle auslösen. Umgekehrt müssen von Menschen angefertigte Baumbilder etwas über die Psyche des Zeichners ausdrücken.

Der Baumtest

Es ist sicherlich kein Zufall, daß in der Heimat C. G. Jungs der Versuch gemacht wurde, Baumzeichnungen als psychodiagnostische Hilfsmittel anzuwenden, auszuwerten und die Interpretation dieser Zeichnungen nach festgelegten Kriterien zu systematisieren.
Jeder Mensch projiziert beim Malen einen Teil seines Unbewußten in seine subjektive Zeichnung. Der Baum hat jedoch einen besonders starken Aufforderungscharakter, er reizt als Projektionsfläche wegen der tiefen inneren Verbundenheit von Menschen und Bäumen.
Der Schweizer Psychologe Karl Koch hat aus dem Material, das er durch langjährige Studien an Kindern und Erwachsenen gewonnen hat, einen Baumtest entwickelt. In seiner Verwendung als Intelligenz- und Berufseignungstest ist dieser sicherlich mit großer Skepsis zu bewerten. Durch seine Untersuchungen stellt Koch jedoch für Therapeuten, Lehrer und interessierte Laien ein äußerst interessantes Material zusammen, das zum Staunen Anlaß gibt und die tiefe Beziehung von Menschen und Bäumen hervortreten und erfahrbar werden läßt.
Ich selber arbeite in meiner therapeutischen Praxis gern mit Baumbildern vielfältiger Art. Sie stellen ein wesentlich wirksameres Mittel als die Sprache dar, um Gefühle, Verletzungen, Stärken und entwicklungsbedürftige Persönlichkeitsmerkmale auszudrücken, zu verändern und zu bearbeiten.
Jeder Mensch kann in seiner Familie, mit Freunden und Geliebten Bäume zeichnen und sich über die Vielfalt menschlichen Ausdrucksvermögens freuen. Auch unter dem Aspekt, daß man nur das, was man gezeichnet, auch wirklich gesehen hat, lohnt es sich, Bilder von Bäumen anzufertigen.

Gemalte Bäume heilen

Die Psychoanalytikerin und Gestalttherapeutin Dr. med. Gisela Schmeer hat in ihrem sehr schönen Buch *Heilende Bäume,* das mehr Bilderbuch als Textbuch ist, viele Zeichnungen und Gemälde veröffentlicht, interpretiert und aufgezeigt, wie Baumbilder in der therapeutischen Praxis Anlaß werden können, über Unbewußtes ins Gespräch zu kommen und durch gestalterische Prozesse Veränderungen einzuleiten.

Die Sprache der Veränderung ist jedoch immer bildhaft, und Baumbilder eignen sich hervorragend, solche Änderungsprozesse behutsam anzuregen. Baumbilder können aber gerade auch die Fähigkeiten und Kraftquellen ihrer Maler ausdrücken. Auch hat der Gestaltungsprozeß selber schon heilsame Wirkung, indem er blockierte Energie, verborgene Ängste, Möglichkeiten und Hoffnungen wieder zum Fließen bringt. So können Menschen geheilt werden, indem sie Bäume malen, und an der Hand eines erfahrenen Therapeuten wieder ihr Gleichgewicht zwischen Himmel und Erde finden – wie der Baum selbst. Ihr Gleichgewicht zwischen Verwurzelung und Himmelsräumen, zwischen Leben und Tod, Vereinzelung und Geborgenheit in einer Gruppe.

Bäume sind immer auch ein Symbol für Wachstum und Entwicklung, in physischer ebenso wie in seelischer Hinsicht.

Der Lebensbaum

Mit der folgenden liebevoll erzählten Kindheitserinnerung beginnt das Buch des Psychotherapeuten Dr. phil. Helmut Hark, *Heilkräfte im Lebensbaum* (S. 9):

Der Lebensbaum wächst seit meinen Kindertagen in meiner Seele. Gepflanzt hat ihn mein Großvater ... Ich erinnere mich an einige Sonntage, als der Großvater in der Bauernstube Bibelstunde hielt ... Wenn ich auf der Fußbank neben dem Großvater saß, hörte ich meist gelangweilt zu, weil all die angeblich heiligen Geschichten für mich unbegreiflich waren ... Doch gab es eine Geschichte, auf die ich jeden Sonntag sehnsüchtig wartete, nämlich die Geschichte vom Lebensbaum. Alle paar Wochen kam der Großvater auf diese Geschichte zu sprechen und malte in großer Begeisterung den Zuhörenden den Lebensbaum aus, so daß er deutlich vor ihren Augen entstand. Er würde jeden Monat Früchte tragen, und seine Blätter würden heilend wirken. Nach Schluß der für mich viel zu lang dauernden Predigten rannte ich hinaus in den Garten und sammelte von verschiedenen Bäumen die Blätter ... In meiner kindlichen Phantasie dachte ich mir, daß ich für verschiedene Schrammen und Wunden, die ich mir beim Spielen und Toben zuzog, natürlich verschiedene Blätter von den Lebensbäumen verwenden müsse.

Hark will mit seinen Erfahrungen in der Deutung des kabbalistischen Lebensbaumes eine Hilfe zur Selbsthilfe geben. Der kabbalistische Lebensbaum ist ein Symbol, ein Modell, das Orientierung im Chaos menschlicher Gefühle ermöglichen sollte. Hark hat dieses Modell so interpretiert und aufgearbeitet, daß es Menschen in ihrer Ganzwerdung, Heilung und Individuation unterstützen kann.
Ich will den Lebensbaum an dieser Stelle nicht näher beschreiben, weil es den Rahmen dieses Buches sprengen würde. Der Hinweis auf ein solches Modell schien mir jedoch wichtig. Zumal dieses Modell, wie Hark meint, »in der Seele eines jeden schlummert und nur angesprochen werden muß.

Wenn wir unsere Aufmerksamkeit auf die Symbole und Erlebnisfelder im Lebensbaum richten, beginnt damit ein inneres Zwiegespräch, das unsere Lebensenergien erweckt und wachsen läßt« (Hark, S. 12 f.).

Zum Baum werden – Körpererfahrung durch Bäume

Ganzheitliche Therapieverfahren beziehen Körpererfahrung und menschliche Vorstellungskraft als Bestandteile menschlichen Erlebens in ihre Arbeit ein. In einer Umgebung, die viele Menschen schnell erschöpft und stumpf macht für die Signale ihrer natürlichen Umwelt, in der Ängste und Depression den Alltag vieler Menschen bestimmen, ist es notwendig, Inseln der Ruhe und Geborgenheit in das Leben zu integrieren und dem Wechselspiel von Körper und Gehirn eine neue Balance zu ermöglichen.
Durch gezielte Übungen, die in Gruppen leicht erlernbar sind und zu deren Verbreitung besonders Klaus Vopel (siehe Literaturverzeichnis) beigetragen hat, aber auch durch meditative Übungen und Tänze kann jeder Mensch lernen, innezuhalten, loszulassen, seinen Geist zu beruhigen und zu seiner Mitte zu finden.
Die durch Musik getragenen Baumtänze (z. B. »Der Zitronenbaum« oder »Die Ulme«) lassen sich hier nicht darstellen. Das ist insofern besonders bedauerlich, weil ich glaube, daß Tanzen in Zukunft einen größeren Stellenwert auch in therapeutischen Zusammenhängen haben sollte. Um so einfacher sind die folgenden Körperübungen, die sich sehr gut auch mit Kindern durchführen lassen.

Als Baum heranwachsen (nach Vopel)

Stell dir vor, daß du ein ganz junger Baum bist. Noch ganz klein, mit einem dünnen, zarten Stamm. Mach dich so klein wie möglich am Boden, dein Stamm ist so schmal, deine Zweige und Äste so kurz. Aber deine Wurzeln sind fest in der Erde verankert. Sie halten dich gut und fest und versorgen dich sicher mit allem, was du brauchst. Die Sonne scheint auf dich, Regen fällt auf dich nieder, die Erde versorgt dich mit Nahrung.
Und du hast Lust, zu wachsen und größer und groß zu werden. Und nun stellst du dir vor, wie du wächst und langsam immer größer wirst ... (Pause) ... und du beginnst ruhig aufzustehen, und du bekommst einen richtigen Stamm, und deine Arme werden kräftige Äste ... (Pause) ... und du kannst dich ganz leicht und sanft bewegen wie ein sehr großer Baum im Wind ... und du kannst es genießen, so ein großer, starker und fest verwurzelter Baum zu sein, der seine Äste der Sonne entgegenstreckt ... Und wenn du dieses Gefühl lange genug genossen hast, komm langsam wieder zurück in diesen Raum, werde wieder Mensch, vielleicht bewegst du dich, reckst und streckst dich ...

Bäume im Wind (nach Vopel)

Stell dir vor, daß du ein großer, hoher Baum bist. Du weißt, wie sich die Wipfel der Bäume bewegen, wenn Wind weht. Sie schwingen sanft vor und zurück.
Stell dich schön gerade hin, einen Fuß nach vorn, etwas mit den Zehen nach außen gedreht, den anderen nach hinten. Finde eine ganz bequeme Haltung, einen guten Platz, um als Baum zu stehen. Deine Füße graben sich als lange Pfahlwurzeln in die Erde ein, sie halten dich und geben dir

alle Kraft, die du brauchst. Beuge jetzt die Arme so, daß die Oberarme am Körper liegen, die Unterarme schräg nach oben deuten, die Hände ausgestreckt. Die Handflächen zeigen nach unten. Deine Fingerspitzen sollen sich ungefähr in Schulterhöhe befinden. Nun verlagere dein Gewicht auf den vorderen Fuß, und bewege deine Unterarme etwas nach vorn, dabei laß beide Füße fest auf dem Boden. Und jetzt schwinge zurück, indem du das Gewicht auf den hinteren Fuß verlagerst und dabei die Unterarme wieder näher an den Körper heranziehst. Und so schwingst du als großer Baum vor und zurück, fest verwurzelt im Boden. Kein Sturm kann dir etwas anhaben.

Phantasiereisen – Bäumen in der Vorstellung begegnen

Mit unserer geistigen Vorstellungskraft sind wir in der Lage, körperliche und emotionelle Krankheiten zu lindern und zu heilen. Wir können uns mit den Übungen der Phantasie jedoch auch einfach entspannen und erholen und dadurch Gesundheit erhalten und zu größerem Wohlbefinden gelangen.

Geistige Vorstellungskraft ist Denken in Bildern. Es ist eine nichtlogische, intuitive Denkweise, bei der wir sogenannte Geistesblitze haben können, neue Möglichkeiten erkennen oder eine Lösung für ein bis dahin ungelöstes Problem finden.

Die Phantasie ist das Denken, das wir benutzen, um mit unserer inneren, subjektiven Wirklichkeit in Berührung zu kommen. Ein auffälliges Merkmal bei der Arbeit mit Bildern ist, daß sie im Körper physiologische Veränderungen auslösen – wie Gefühle auch.

Durch gelenkte Vorstellungen und Phantasien, wie sie in den folgenden Beispielen in Zusammenhang mit Bäumen zum

Ausdruck kommen, können Heilungsprozesse beschleunigt und körperliche Störungen schneller beseitigt werden. Übrigens ist diese Art der Heilung nicht neu. Jahrtausendelang wurde die Vorstellungskraft in vielen Kulturen der Welt – so in Tibet, Indien, Afrika, bei den Eskimos und Indianern – zu medizinischen Zwecken benutzt. Bis ungefähr 1650 war auch in der westlichen Welt die Vorstellungskraft eine unentbehrliche Größe bei Heilungsprozessen.

Die im folgenden dargestellten Phantasiereisen sind nicht als Heilmittel gedacht, sondern als eine Technik, sich neue Erfahrungen zu verschaffen. Wenn Sie positive Erlebnisse dadurch haben, empfehle ich Ihnen, sich näher mit diesem Thema zu befassen. Die Literaturliste im Anhang gibt Ihnen hierzu einige Anregungen.

Ich empfehle Ihnen, die folgenden Texte langsam und mit Pausen, die durch drei Punkte (...) gekennzeichnet sind, auf eine Kassette zu sprechen und, nachdem Sie zuvor für 5 bis 30 Minuten ungestörte Ruhe gesorgt haben, abzuspielen. Sie können sich dazu auf eine Decke auf den Rücken legen, wobei die Beine leicht gespreizt sind und die Hände locker neben dem Körper liegen, oder die sogenannte Pharaonenhaltung einnehmen, indem Sie auf einem Stuhl sitzen, auf eine gerade Wirbelsäule achten, beide Füße nebeneinander auf den Boden stellen und die Arme locker auf eine Armlehne neben den Körper legen. Dabei zeigen die geöffneten Handflächen nach oben oder unten. Diese Haltung nahmen Könige und Pharaonen ein, wenn sie Antwort auf schwierige Fragen suchten oder mit ihrer inneren Führung in Kontakt treten wollten.

Jede Phantasiereise beginnt mit mindestens drei sehr tiefen Atemzügen in den Bauch hinein.

Die Vergangenheit begraben (nach Epstein)

Schließe die Augen, und atme dreimal tief aus ... Du wanderst einen holprigen Feldweg entlang. Du räumst einige Steine beiseite, um den Weg passierbar zu machen ...
Am Ende des Weges steht ein Baum. Du gehst auf den Baum zu und setzt dich unter ihn. Hebe ein Blatt vom Boden auf, und schreibe alle schmerzlichen Erlebnisse aus deiner Vergangenheit auf. Schreibe auch alles auf, was du bereust und was dich am Vorwärtskommen hindert. Als Tinte benutzt du den Saft des Blattes ... Nun grabe ein Loch. Du weißt, daß du das Blatt vergraben wirst. Die Vergangenheit ist zwar immer noch lebendig, aber sie wird sich auflösen ... Wenn du willst, kannst du auf dem Blatt auch ein Datum vermerken, wann sich die Vergangenheit auflösen soll ...
Lege das Blatt in das Loch, begrabe es mit Erde, und gehe den Weg zurück. Hat er sich in irgendeiner Weise verändert? Dann komme zurück in deinen Raum, ins Hier und Jetzt, und öffne die Augen.

Der Garten Eden (nach Epstein)

Schließe die Augen, und atme dreimal tief aus ... Stell dir vor, du verläßt dein Haus, gehst die Straße entlang und steigst hinab in ein Tal. Dort findest du eine so schöne Wiese, daß du dich in den Garten Eden versetzt fühlst. Du gelangst ins Zentrum, wo ein goldener Staubwedel für dich bereit steht. Mit diesem Gerät reinigst du dich schnell und gründlich von oben bis unten ... Beobachte, wie du jetzt aussiehst und wie du dich fühlst. Mach dir bewußt, daß du dich äußerlich von allen abgestorbenen Zellen und innerlich von aller Schwermut und Verwirrung gereinigt hast ...
Lege den Staubwedel beiseite, und lausche auf das Geräusch

eines Baches, das du jetzt von rechts vernimmst ... Du gehst dorthin und kniest am Ufer nieder. Schöpfe mit der Hand das frische, kristallklare Wasser aus dem Bach, und benetze dein Gesicht in dem Bewußtsein, daß du alle Unreinheiten vom Äußeren deines Körpers abwäschst. Dann schöpfst du noch einmal mit den Händen das frische, kristallklare, kühle Wasser und trinkst es. Du trinkst es in dem Bewußtsein, daß es alle Unreinheiten aus deinem Körper wäscht. Du spürst, wie erfrischt, erregt, energiegeladen und wach du wirst ...
Nun stehst du auf und gehst zu einem Baum am Rande der Wiese. Setz dich unter diesen Baum. Die grünbelaubten Äste des Baumes hängen tief herab. Du lehnst dich mit dem Rücken gegen den Stamm und atmest den reinen Sauerstoff ein, den die Blätter abgeben. Du atmest auch den Sauerstoff ein, der in Form von blau-goldenem Licht aus Sonne und Himmel durch die Blätter dringt. Atme Kohlendioxyd in Form von grauem Rauch aus, den die Blätter aufnehmen und in Sauerstoff umwandeln. Die Blätter geben den Sauerstoff wieder ab, er fließt durch den Baumstamm und strömt durch die Poren in deinen Körper ein. Auf diese Weise verschmilzt dein Atemrhythmus mit dem des Baumes. Deine Finger und Zehen graben sich wie Wurzeln in die Erde und nehmen ihre Kraft in sich auf. Verweile dort, und hol dir so viel Energie aus der Erde, wie du brauchst ...
Stehe nun auf und beobachte, wie du aussiehst und wie du dich fühlst ... Verlasse den Garten Eden in dieser Stimmung und mit diesem Bild vor Augen, und kehre in deine Straße zurück. Geh auf demselben Weg wieder nach Hause, atme noch einmal aus, und öffne die Augen, um dich im Hier und Jetzt ganz wach und erfrischt zu fühlen.

Epstein empfiehlt die allmorgendliche Durchführung dieser Übung, um den Tag frisch und in guter Stimmung zu beginnen.

Von Bäumen lernen loszulassen (nach Vopel)

Mach es dir bequem, und achte auf deinen tiefen Atem ... Stell dir vor, daß du draußen auf einer Wiese bist, vor dir ein großer Baum. Du setzt dich so vor ihn hin, daß du ihn ganz im Auge haben kannst. Es ist ein alter, sturmerprobter Baum, der schon lange an seinem Platz steht. Vielleicht eine Eiche, oder eine Buche ...

Laß es Frühling sein, und betrachte die Knospen und frischen Triebe ... Wenn du willst, kannst du dir auch vorstellen, daß du selber dieser Baum bist, in dessen Holz nach der Winterzeit der Saft nach oben steigt, voll Kraft und Bereitschaft, Blätter und Blüten zu produzieren ... Und du kannst beobachten, wie die zarten Blätter aus ihren Hüllen heraustreten und größer und größer werden, bis sie zu kräftigen grünen Blättern heranwachsen ... Und du kannst auch das Kommen und Gehen der kleinen Blüten miterleben, aus denen sich die Samen und Früchte bilden ... Du kannst mit dem Baum die Jahreszeiten erleben, den heißen Sommer, mit Sonne und warmem Regen, den Herbst, in dem sich die Blätter verfärben, gelb und orange, rot und braun ... Und was nach außen so bunt und schön aussieht, ist doch der Beginn eines vorläufigen Endes ... Denn mit dem Grün ist auch die Grundlage für den Stoffwechsel des Baumes verschwunden, nur das grüne Chlorophyll kann das Sonnenlicht in Lebensenergie umwandeln ...

Der Baum muß sich jetzt auf einen neuen Abschnitt im Kreislauf des Jahres einstellen. Alles, was für die kommende Zeit des Winters nicht mehr notwendig ist, muß losgerissen werden. Denn die Zeit des Winters ist eine große Herausforderung für den Baum, er muß sich auf die Kälte einstellen, auf Wind und Sturm und eine Zeit der Trockenheit. Aber der Baum ist klug und weise, er fügt sich diesem Zwang zur

Reduzierung und zieht seinen Lebenssaft nach innen zurück. Du kannst miterleben, wie die Blätter des Baumes zu Boden segeln, und all die vielen Momente, wo die Blätter abknicken, am Stengel abbrechen, sich vom Ast lösen, um langsam zu Boden zu segeln. Und wenn du das möchtest, kannst du dich mit dem Baum identifizieren und diesen Vorgang der Umstellung intensiv miterleben …
Du hast Tausende von Blättern, und du kannst diesen Moment tausendfach ertragen, nämlich das Loslassen von überflüssig Gewordenem. Und so lebenswichtig und schön deine Blätter bis vor kurzem waren, so überflüssig sind sie für die kommende Zeit … Und du kannst einen Augenblick auch an die Dinge denken, die in deinem Leben überflüssig geworden sind oder entbehrlich werden. Dinge, die vielleicht eine Zeitlang notwendig waren, aber die du in der kommenden Zeit nicht mehr gebrauchen kannst. Und vielleicht kannst du einen Abschied, der bereits stattgefunden hat, leichter akzeptieren, oder du kannst dich vorbereiten, einen kommenden Abschied leichter anzunehmen, eine veränderte Einstellung zu wichtigen Menschen, eine neue Perspektive auf dein Leben, das Loslassen gewohnter Vorrechte und Erwartungen. Und vielleicht bemerkst du das merkwürdige Empfinden, das es im Augenblick des Loslassens gibt. Du kannst nicht genau sagen, ob Schmerz oder Freude überwiegen, denn wie der Baum kannst du dir selber sagen, daß du dich mit dem Abwerfen von Ballast rüstest für die kommende Zeit, wo du alle deine Kräfte benötigst, um den Herausforderungen gewachsen zu sein … (längere Pause).
Und weiter kannst du nun mit dem Baum die Winterzeit erleben und mit ihr die Zeit der Ruhe, der Starrheit und Kälte und der wilden Stürme … Und du weißt, daß die Kälte deine tiefen Wurzeln nicht erreichen kann … Und so kannst du die Starre und Eiseskälte in den obersten Erdschichten ertragen. Denn

als Baum weißt du, daß diese Decke aus gefrorener Erde und die Schicht aus Schnee und Eis darüber auch eine Schutzschicht ist, damit es darunter in der Tiefe des Erdreiches wärmer bleibt für alle deine Wurzeln, mit denen du dich im Frühling wieder mit Wasser und Nährstoffen versorgen wirst ...
Und mit dem Baum kannst du dich jetzt einen Augenblick ausruhen und in deinen Zweigen – unsichtbar für den Blick von außen – schon all die Knospen vorbereiten, die du im Frühling haben wirst. Und du kannst die Zeit nutzen, um Atem zu schöpfen und um zu entscheiden, wo du neue Triebe und kleine Zweige ansetzen möchtest, um langsam im Lauf des kommenden Jahres deine Form weiterzuentwickeln, noch kräftiger und vielgestaltiger.

Eins werden mit dem Baum (nach Vopel)

Schließe die Augen, und atme ein paarmal tief aus ... Stell dir vor, daß du zu einem Platz in der Natur gehst, wo du frische Energie gewinnen kannst. Wähle einen Platz aus, wo schon beim bloßen Gedanken an ihn ein Gefühl von Ruhe und Freude in dir aufsteigt. Geh dort in deiner Phantasie ein wenig hin und her, und schau dich in allen Richtungen um. Gestatte dir dieses angenehme Gefühl, ganz und gar präsent zu sein. Spüre die Luft auf deiner Haut, die Sonne, die Füße auf dem Boden, und presse deine Zehen in die Erde hinein. Berühre die Erde mit den Händen, und höre alle Geräusche. Vielleicht Wasser oder Wind? Vielleicht das Singen eines Vogels oder das Rauschen der Blätter ...
Nun bemerke einen alten großen Baum, an den du dich setzt. Lehne deinen Rücken an den Stamm, und spüre die zuverlässige Unterstützung, die er dir bietet. Nun kannst du eine symbolische Reise durch den Baum machen. Beginne bei den vielen großen und kleinen Wurzeln.

Stell dir vor, daß du der Baum bist und wie du mit deinen Wurzeln Wasser aufsaugst, um die Nährstoffe an jeden Platz des Baumes zu transportieren und überallhin in deinen Körper. Spüre, wie das Leben in dir pulsiert und wie deine Energie zunimmt, wenn jede Zelle deines Organismus genährt wird. Laß diese Energie durch deinen ganzen Körper fließen, durch deinen Stamm in alle Äste und Zweige, so daß alle Blätter und Früchte ernährt werden. Fühle deine Verbindung mit dem Leben, spüre, wie du ein Teil der Natur bist ...
Und nun sei wieder du selbst, und lehne dich noch eine Weile an den Stamm des alten Baumes, und denke darüber nach, wie alles miteinander verbunden ist. Denke darüber nach, was das Universum zusammenhält und leitet, und spüre die Antworten in deinem Innern im Herzen. Und du kannst wissen, daß du jetzt an einem Platz bist, wo du wichtige Einsichten und Verständnis und innere Ganzheit finden kannst. Und laß dir noch ein wenig Zeit, diesen Dingen nachzugehen ...
Und wenn du gleich hierher zurückkommst, dann wisse, daß du jederzeit an diesen deinen Ort zurückkehren kannst, wann immer du mit der Natur verbunden sein möchtest und mit dem Kosmos und mit den Quellen deines tieferen Wissens ...
Jetzt kannst du die Augen öffnen, dich noch ein wenig recken und strecken und erfrischt und wach wieder ganz im Hier und Jetzt sein.

Märchentherapie

In Märchen wird die Lebensentwicklung des Menschen mit allen Persönlichkeitsanteilen symbolisch dargestellt. Seine Bilder, in denen alle Weisheit des Menschseins verborgen liegt, wirken heilend auf unsere Seele.

In vielen Märchen kommen Bäume und Wälder vor. Es wäre unmöglich, sie alle aufzuzählen. Sie finden hier eine kleine Auswahl, in der Bäume und Wälder eine besondere Rolle spielen:

- Ludwig Bechstein: »Der Wacholderbaum«.
- Brüder Grimm: »Brüderchen und Schwesterchen«, »Schneeweißchen und Rosenrot«, »Die drei Männlein im Wald«, »Der Geist in der Flasche«, »Fundevogel«, »Hans, mein Igel«, »Die Alte im Wald«, »Das Waldhaus«, »Die sechs Schwäne«, »Jorinde und Joringel«.
- Hans-Christian Andersen: »Mutter Holunder«.
- In der von Gabriele Menzer herausgegebenen Sammlung *Der Märchenbaum* befinden sich Baummärchen aus aller Welt (siehe Literaturverzeichnis).

Teil II

Bäume neu entdecken lernen

Die Bäume und ihre Heilkraft

In diesem Teil stelle ich 32 Bäume und ihre Heilkraft vor. Sie sind in alphabetischer Reihenfolge geordnet, damit Sie schnell finden, was Sie suchen.

Es wäre auch eine Ordnung nach Pflanzenfamilien sinnvoll gewesen. Das würde jedoch voraussetzen, daß Sie mit diesem von dem schwedischen Naturforscher Carl von Linné im 18. Jahrhundert vorgenommenen Ordnungssystem vertraut wären. Da gibt es zum Beispiel die Familie der Rosengewächse. Sie haben alle fünf Blütenblätter, einen fünfzupfigen Kelch, eine wechselnde Zahl von Staubblättern und einen oberständigen Stempel. Der Apfelbaum gehört beispielsweise zu dieser Familie.

Solche Ordnungssysteme erleichtern uns einerseits das Zurechtfinden und ermöglichen einen besseren Überblick über Zusammenhänge und Beziehungen, andererseits schränken sie jedoch ein – denn es sind auch völlig andere Ordnungssysteme denkbar. Naturvölker und Kinder würden sicherlich andere Ordnungskriterien aufstellen – falls sie sich darüber überhaupt Gedanken machten.

In dem mit »Heilkraft« überschriebenen Abschnitt finden Sie jeweils Hinweise und Rezepte, wie Blüten oder Blätter zu verwenden sind, wobei auch Angaben über günstige Sammelzeiten gemacht werden. Mir liegt jedoch besonders am Herzen, Sie darauf hinzuweisen, daß bei ernsthaften Erkrankungen der Arzt konsultiert werden muß. Außerdem sollten Sie sich klar darüber sein, daß Sie die Bäume schädigen, wenn Sie einfach abpflücken, was Sie möchten.

In Wäldern könnte man womöglich einen Förster um Erlaubnis und Rat fragen. An vielbefahrenen Straßen, beispielsweise in Städten, müssen Sie zudem noch berücksichtigen, daß die Bäume Schadstoffe in großen Mengen aufnehmen, die in ihrem gesamten Baumkörper gespeichert sind und bleiben.

Vielleicht fragen Sie sich jetzt, warum ich diese Rezepte überhaupt aufgenommen haben. Zum einen, weil sie eine Vielzahl der verwendeten Baumteile in Apotheken oder Reformhäusern kaufen können. Diese sind auf schädliche Rückstände kontrolliert. Zum anderen kann es sein, daß Sie in den Ferien oder in Ihrem eigenen Garten z. B. einer Birke begegnen, der Sie einige Blätter abbitten dürfen. Dabei gefällt mir die indianische Sitte, die Pflanze um Verzeihung zu bitten, besonders gut. Hierdurch verbietet sich Verschwendung oder Raubbau von selbst. Es kann auch sein, daß Sie einem entwurzelten oder gefällten Baum begegnen und gern wissen möchten, wozu er verwendbar ist.

Aber selbst wenn Sie keines der von mir aufgeführten Rezepte je ausprobieren, war meine Mühe mit Sicherheit nicht umsonst. Denn ich vermute, daß Sie, genau wie ich selber, einfach darüber staunen werden, was Menschen mit Bäumen alles angefangen, hergestellt und geheilt haben. Allein das Wissen um diese Heilkraft der Bäume weckt Achtung und Ehrfurcht.

Bei der Lektüre des Textes über die einzelnen Bäume werden Sie auf drei Begriffe stoßen, die ich zunächst näher erklären muß: den »keltischen Baumkreis«, »Bach-Blütenessenzen« und »Aromatherapie«.

Der keltische Baumkreis

Michael Vescoli, auf den ich mich hierbei hauptsächlich berufe, nennt den keltischen Baumkreis eine »geistige Collage, eine Verbindung von Baumkenntnissen, uralter Zeiteinteilung und praktischer Menschenkenntnis, gewürzt mit magischem Pfeffer und spirituellem Salz« (Vescoli, S. 8).

Tatsächlich haben die weitverbreiteten Keltenstämme – wie andere Völker auch – die Zeit auf ihre Art eingeteilt. Dabei haben sie, unter Anwendung der Mondzyklen, dreizehn Monate à 28 Tage erhalten. Jedem Monat wurde ein Baum zugeordnet, der gleichzeitig für einen Konsonanten des keltischen Baumalphabets steht. So entstand der Baumkalender:

1.	Birkenmond	24. 12. bis 20. 1.	*B-eth*
2.	Ebereschenmond	21. 1. bis 17. 2.	*L-uis*
3.	Trauereschenmond	18. 2. bis 17. 3.	*N-ion*
4.	Erlenmond	18. 3. bis 14. 4.	*F-arn*
5.	Weidenmond	15. 4. bis 12. 5.	*S-aille*
6.	Weißdornmond	13. 5. bis 9. 6.	*H-uath*
7.	Eichenmond	10. 6. bis 7. 7.	*D-uir*
8.	Steineichenmond	8. 7. bis 4. 8.	*T-inne*
9.	Haselbaummond	5. 8. bis 1. 9.	*C-oll*
10.	Weinstockmond	2. 9. bis 29. 9.	*M-uin*
11.	Efeumond	30. 9. bis 27. 10.	*G-ort*
12.	Schlehdornmond	28. 10. bis 24. 11.	*P-eith*
13.	Holundermond	25. 11. bis 22. 12.	*R-uis*

Die fünf Vokale A, O, U, E und I gaben den Sonnenwendnächten und den Nächten der Tagundnachtgleiche ihre entsprechenden Baumnamen:

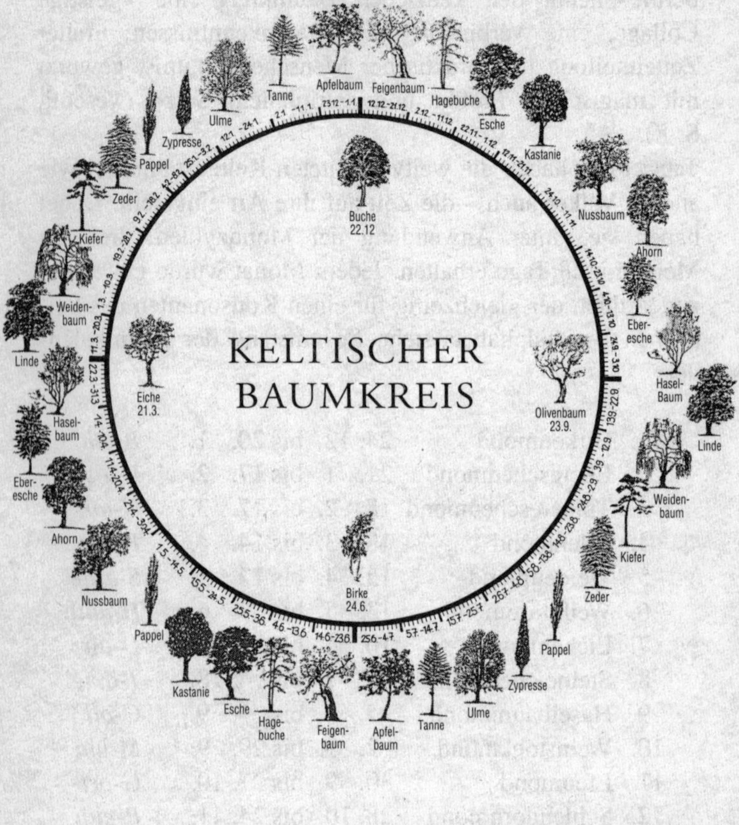
KELTISCHER
BAUMKREIS
Buche
22.12
Olivenbaum
23.9.
Birke
24.6.
Eiche
21.3.
Apfelbaum
23.12.–1.1.
Feigenbaum
12.12.–21.12.
Hagebuche
2.12.–11.12.
Esche
22.11.–1.12.
Kastanie
12.11.–21.11.
Nussbaum
24.10.–11.11.
Ahorn
14.10.–23.10.
Eberesche
4.10.–13.10.
Haselbaum
24.9.–3.10.
Linde
13.9.–22.9.
Weidenbaum
3.9.–12.9.
Kiefer
24.8.–2.9.
Zeder
14.8.–23.8.
Pappel
5.8.–13.8.
Zypresse
26.7.–4.8.
Ulme
15.7.–25.7.
Tanne
5.7.–14.7.
Apfelbaum
25.6.–4.7.
Feigenbaum
14.6.–23.6.
Hagebuche
4.6.–13.6.
Esche
25.5.–3.6.
Kastanie
15.5.–24.5.
Pappel
1.5.–14.5.
Nussbaum
21.4.–30.4.
Ahorn
11.4.–20.4.
Eberesche
1.4.–10.4.
Haselbaum
22.3.–31.3.
Linde
11.3.–20.3.
Weidenbaum
1.3.–10.3.
Kiefer
19.2.–28.2.
Zeder
9.2.–18.2.
Pappel
4.2.–8.2.
Zypresse
25.1.–3.2.
Ulme
12.1.–24.1.
Tanne
2.1.–11.1.

Silbertannennacht	21. Dezember	*A-ilm*
Stechginsternacht	21. März	*O-nn*
Heidekrautnacht	21. Juni	*U-ra*
Weißpappelnacht	23. September	*E-adha*
Und die geheime Nacht der Eibe		*I-dho*

Wenn wir uns vorstellen, auf eine einsame Insel ohne Uhr und Kalender gespült zu werden – auf welche Art und Weise würden wir wohl beginnen, uns in der Zeit zu orientieren? Wie lange würde es dauern, bis wir erführen, daß Sonne und Mond, Tier und Mensch, Pflanze und Erde miteinander in Verbindung stehen, zu einem feinen Netz verwoben sind?

Der keltische Baumkreis weicht vom Baumkalender ab, indem er das Jahr in 35 und 4 Abschnitte einteilt. Er war ein Ordnungssystem, aber auch ein Assoziationskreis, in dem Kenntnisse verschiedenster Art gespeichert wurden. Vescoli bezeichnet ihn als ein Einweihungssystem, in dem die Verwobenheit alles menschlichen Lebens mit allem zu einem großen Ganzen deutlich wird. Seine genaue Herkunft ist nicht mehr zu rekonstruieren, da die Kelten ihr geheimes Wissen nicht aufgeschrieben, sondern mündlich überliefert haben. Vermutungen lassen sich bei Michael Vescoli nachlesen, der sie selbst als »Träumereien« bezeichnet. Von ihm habe ich die vorliegende Einteilung und die Ausführungen über die Menschen, die in diesen Tagen geboren sind, übernommen.

Bach-Blütenessenzen

Der englische Arzt Dr. Edward Bach (1886 bis 1936) gewann, nachdem er viele Jahre als Schulmediziner gearbeitet hatte, die Erkenntnis, daß fast alle Krankheiten psychosomatischen Ursprungs sind. Nachdem er eine Zeitlang am »Königlichen Londoner Homöopathischen Krankenhaus« angestellt war, das nach Samuel Hahnemanns Prinzipien arbeitete, suchte er in der Natur nach Heilmitteln, die der Wiederherstellung des seelischen Gleichgewichts dienen sollten. Sie Suche führte ihn 1928 nach Wales, wo er aus Wildblumen Essenzen herstellte und seinen Patienten verabreichte.

Von seinen Erfolgen ermutigt, gab er 1930 seine Praxis in London auf und betrieb weitere Forschungen in Wales, indem er durch Felder und Wiesen streifte. Er suchte dabei nach Blüten, die seelische Verstimmungen umwandeln könnten. Zu seiner eigenen Überraschung bemerkte er, daß sich die Eigenschaften einer blühenden Wildpflanze auf ihn übertrugen und seine Stimmung veränderten, wenn er sie sich auf die Zunge legte oder seine Hände darüber hielt. Dies erklärt sich durch die Schwingung, die jede Pflanze hat und an deren Existenz auch von heutigen Wissenschaftlern nicht mehr gezweifelt wird.

In sieben Jahren sonderte Bach 38 Blüten aus, deren positiven Einfluß auf eine Reihe emotioneller Störungen er bemerkt und getestet hatte. Diese Blütenessenzen werden ausschließlich aus Wildblumen in Wales hergestellt, die nicht mit bloßen Händen berührt, sondern zu einer bestimmten Tageszeit mit Hilfe ihrer eigenen Blätter gepflückt und auf frisches Quellwasser gelegt werden. Diese bleiben sodann im Sonnenschein mehrere Stunden auf dem Quellwasser liegen, bis sie diesem ihre Schwingungen und damit ihre Lebenskraft übertragen haben. Unter den Essenzen befinden sich auch einige aus Baumblüten. Weil Bäume sehr zeitig im Jahr blühen, wenn die Sonne noch nicht sehr intensiv scheint, mußte ein anderes Verfahren zur Übertragung ihrer Schwingungen gefunden werden. Dr. Bach legte die Blüten der Bäume in eine keimfreie, mit Wasser gefüllte Pfanne und ließ sie so eine halbe Stunde lang sanft kochen. Das daraus gewonnene Blütenwasser wird abgegossen und mit Alkohol zum Zweck der Konservierung vermischt.

Dr. Bach betrachtete Krankheiten weder als Grausamkeit noch als Strafe, sondern als Korrektiv, dessen sich die Seele bedient, um den Menschen auf Fehler hinzuweisen oder vor größeren Irrtümern zu bewahren.

Bewußt wählte er keine klassischen Heilpflanzen, sondern die Blüten wildwachsender Pflanzen und Bäume, die noch, wie Bach es formulierte, »göttliche Kraft« besitzen und weitergeben können.

Nach dem Tode Bachs im Jahre 1936 begannen sich immer mehr Menschen für seine Blütenessenzen zu interessieren. Ende der siebziger Jahre erschienen auch in Deutschland eine Reihe von Veröffentlichungen, in Amerika und Australien wurden inzwischen eigene Blütenzentren entwickelt, die einheimische Pflanzen mit einbezogen. Allen diesen Pflanzen ist gemeinsam, daß sie Schwingungen haben, die in Wechselwirkung mit denen der menschlichen Seele treten können. Inzwischen gibt es auch in Deutschland viele Heilpraktiker, aber auch Ärzte, die mit Bach-Blüten arbeiten. So berichtet beispielsweise in dem Buch *Der Ruf der Rose* eine Ärztin über ihre in der Gynäkologie gewonnenen Erfahrungen (zitiert nach Kerner, S. 191 f.):

> Bach-Blüten sind ja nichts anderes als Energie, als die Übertragung einer Information von einer Pflanze auf den Menschen. Die Energie- oder Informationsdefizite beim Menschen, die die Krankheiten verursachen, kann man mit dem Energie- und Informationsinhalt der Bach-Blütenextrakte ausgleichen. Jede Pflanze hat eine bestimmte Ausstrahlung, die in der Lage ist, einen negativen menschlichen Seelen- oder Gemütszustand auszugleichen. Für mich ist es ein sehr schönes Beispiel, daß der

alte Bismarck unter Eichenbäumen wandelte, wenn er sich schlapp und müde fühlte. Eiche wird in der Bach-Blütentherapie dort eingesetzt, wo Menschen unermüdlich kämpfen und davon müde sind. Wenn sie Eichentropfen einnehmen, überträgt sich deren Kraft. Bismarck muß das gespürt haben. Ich sehe keinen Widerspruch darin, daß ich Ärztin bin und Bach-Blüten zur Therapie benutze. Alles hat seinen Platz, ich würde nie auf die Idee kommen, bei einem Beinbruch Bach-Blüten statt eines Gipsverbands zu verwenden.

Wir sind gerade erst dabei wiederzuentdecken, was Pflanzen uns sagen und schenken können.

Aromatherapie – Heilen mit ätherischen Ölen

Ätherische Öle werden schon seit Jahrtausenden zu Heilzwecken eingesetzt, und bis heute bestehen ungefähr 30 Prozent aller Medikamente zu einem Teil aus ätherischen Ölen.
In uralten Zeiten wurden Wohlgerüche benutzt, um die Götter zu versöhnen und die Gläubigen in gute Stimmung zu versetzen, aber auch um sich vor Ansteckung zu schützen und zur Liebe zu verführen.
In Ägypten wurde schon vor vielen tausend Jahren mit ätherischen Ölen geheilt und verführt. Aber auch Tote wurden mit ätherischen Ölen einbalsamiert, was deren mumifizierte Körper über die Jahrtausende erhalten hat. Pflanzliche Duftstoffe werden in der Regel durch Wasserdampfdestillation oder durch Kaltpressung (z. B. aus den Schalen der Orangen) gewonnen. Das ätherische Öl der Pflanze ist in Blüten, Früchten, in Blättern, Stengeln und manchmal auch im Holz einer Pflanze enthalten. Es wird auch als »Seele der Pflanze«

bezeichnet, denn es ist das Essentielle, das Wesentliche einer Pflanze, die duftet.

Über die Riechschleimhaut, die an der Nasenwurzel fast zwischen unseren Augen liegt, gelangen die Duftmoleküle direkt ins Zentralnervensystem und beeinflussen von da das lymbische System, die Schaltzentrale der Emotionen und »Triebe«. So werden über den Duft körperliche und seelische Prozesse angeregt, unterstützt oder beeinflußt. In ein fettes pflanzliches Basisöl gegeben (z. B. Haselnuß- oder Mandelöl), lassen sich ätherische Öle über die Haut einmassieren, was in Verbindung mit den wohltuenden Berührungen der Massage eine äußerst heilsame Wirkung hat. Ins Bad gegeben oder als Kompresse aufgelegt, wirken die Öle ebenfalls über die Haut auf Körper und Seele. Duftlampen sind heute in Mode gekommen. Im Winter lege ich jedoch gern feuchte Tücher auf die Heizung, die ich mit einigen Tropfen ätherischen Öls beträufele. Der so verbreitete Wohlgeruch hilft über Krankheiten und Stimmungstiefs hinweg.

Eine Vielzahl ätherischer Öle wird aus Bäumen, d. h. Blättern, Trieben, Stengeln, Blüten oder Früchten, gewonnen. Viele Bäume bringen auch aromatische Harze hervor, die eine starke Wirkung auf das Drüsensystem haben. Sie regulieren die Produktion von Sekreten und besitzen hautfreundliche und heilende Eigenschaften. Weil ich seit Jahren sehr gute Erfahrungen in der Anwendung dieser Essenzen mache und über deren Entdeckung sehr dankbar bin, gebe ich in diesem Buch gern weiter, was ich selbst erprobt habe.

Es ist jedoch unbedingt notwendig, darauf zu achten, daß man reines pflanzliches und unverfälschtes ätherisches Öl bekommt. Das künstlich hergestellte und oft nicht als solches ausgewiesene Öl riecht zwar auch sehr gut, besitzt aber keinerlei heilende Kraft. Etwas kunstlich Hergestelltes kann ja keine Lebenskraft ausstrahlen und auch nicht das jahrmillio-

nenalte Gedächtnis des Pflanzenreiches speichern, das jede Pflanze ihrer Familie und Art entsprechend in sich trägt.
Ätherische Öle sollte man daher von Herstellern kaufen, die deren Reinheit durch ihren Namen und Ruf, zumindest jedoch durch genaue Angaben zur Herkunft und Art der Gewinnung garantieren.

A–Z der Bäume und ihrer Heilkraft

Zum Glück reicht ein Buch wie dieses nicht aus, um all die vielen Bäume darzustellen, die es noch auf unserer Welt gibt. Ich mußte also auswählen, und vielleicht werden Sie enttäuscht sein, daß sich Ihr einer oder anderer Lieblingsbaum nicht in dieser Sammlung findet. Mir geht es genauso. Einer meiner Lieblingsbäume, die Platane, ist hier nicht enthalten. Ich habe zunächst die wichtigsten einheimischen Bäume gewählt und diese um die Bäume des keltischen Baumkreises ergänzt. Da es inzwischen ja sogar Baumhoroskope mit diesen Bäumen gibt, wollte ich nicht darauf verzichten, zumal die Kelten mit ihrer Liebe und Achtung vor Bäumen es wirklich verdient haben, daß man ihnen auf diese Weise ein Denkmal setzt. Außerdem sollten einige sehr wichtige Bäume aus der Aromatherapie nicht fehlen – auch wenn sie nicht in unseren Breiten vorkommen. Ich habe die Heilkraft dieser Bäume an mir selbst so oft wohltuend erfahren, daß ich nicht darauf verzichten wollte, sie zu erwähnen. Über andere Bäume wiederum gibt es so schöne Märchen, daß ich sie einfach beschreiben mußte. Und dann gibt es noch solche wunderschönen Bäume wie den Ahorn, die einfach nur fröhlich machen. Mit diesem »Nasenbaum« meiner Kindheit, der im Herbst über den grauen Großstadtbeton einen wunderbar gelbroten Teppich breitet, beginnt meine Sammlung.

Der Ahorn

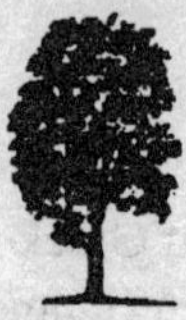

Acer platanoides, Spitzahorn;
Acer pseudoplatanes, Bergahorn;
Acer campestre, Feldahorn
Aceraceae, Familie der Ahorngewächse

Schon als Kind hatte ich große Freude am Ahorn, genannt »Nasenbaum«. Wir Kinder zerteilten den geflügelten Samen, öffneten die klebrige Spalte und setzten uns das »Horn« auf die kleine Nase, die uns so zu einem neuen Wesen machte. Im Herbst gibt es wohl kaum schönere Bäume als die Ahorne. Ihre Blätter nehmen von hellgelb bis rubinrot alle Farbschattierungen an und bestreuen selbst graues Straßenpflaster mit ihrem feinen, phantastisch bunten Teppich.

Vorkommen
Während der Spitzahorn und der Feldahorn in West- und Mitteleuropa verbreitet sind, trifft man den Bergahorn auch in Südeuropa bis auf 1500 m Höhe. Andere Ahornarten wachsen in Asien und Amerika sowie in Kanada, wo man den Ahornsirup gewinnt.

Gestalt und Aussehen
Der Spitzahorn ist leicht an seinen fünf- bis siebenlappigen, scharf zugespitzten Blättern zu erkennen. Er hat einen relativ kurzen Stamm und eine gleichmäßig gewölbte Krone.
Beim Bergahorn dagegen sind die Blattlappen abgerundet und leicht gezähnt. Außerdem erkennt man ihn an seiner abschuppenden Rinde, die der Platane ähnelt.
Der Feldahorn dagegen hat kleinere fünflappige Blätter, die keinerlei Zacken oder Zähne aufweisen. Er wird nur 15 m

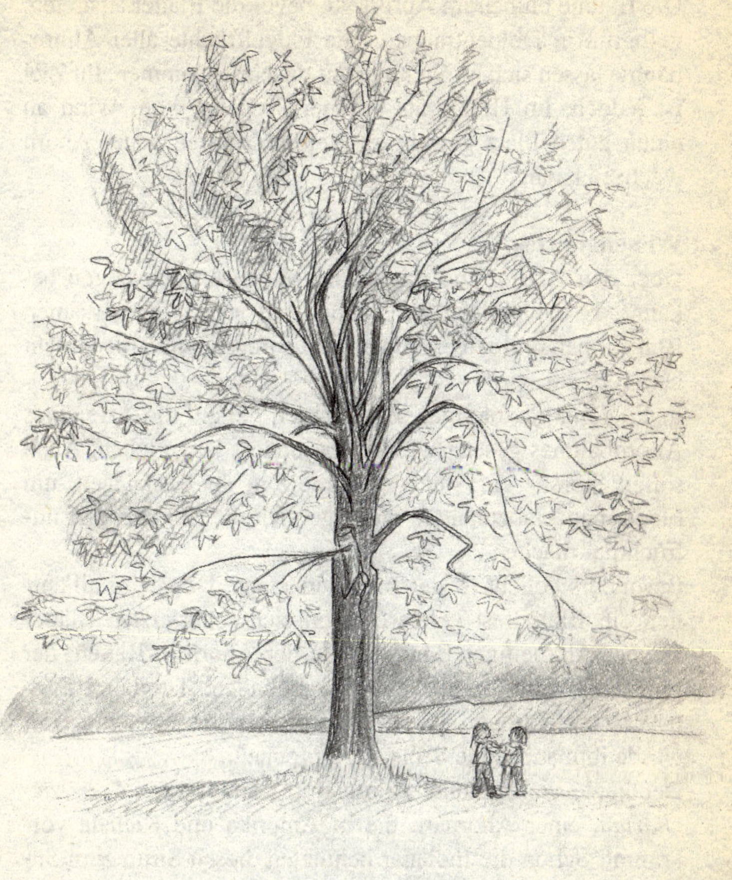

hoch, während seine Verwandten die doppelte Höhe erreichen können.

Die Bäume blühen im April/Mai, bevor die Blätter austreten, gelbgrün in Doldentrauben. Die Flügelfrüchte aller Ahornbäume lassen sich im Sommer auf die Nase klemmen. Ihr Ziel ist jedoch, im Herbst als brauner Propeller vom Wind an einen guten Platz geweht zu werden, wo ein neuer Ahorn wachsen kann.

Wissenswertes

Über den Ahorn sind mir weder Märchen noch Sagen bekannt. Er ist einfach nur schön. Mit seinen interessanten Blattformen und seiner einmaligen, anregenden Farbenpracht heitert er auf.

In England glaubte man, daß Kinder, die auf die Äste eines Ahornbaumes gesetzt würden, besonders lange leben. Auch sollen Störche ein Stück Ahornholz in ihr Nest legen, um Fledermäuse abzuhalten, die angeblich die Storcheneier unfruchtbar machen.

Besonders beliebt ist der Ahorn in Japan. Dort wird alljährlich ein Blütenfest gefeiert, wenn sich seine ersten Blätter zeigen. Als heiliger Baum wurde der Ahorn in Rätien, der römischen Provinz, die einst Graubünden, Tirol und Südbayern umfaßte und 15 v. Chr. erobert wurde, verehrt. Hier wurde ihm auch eine Seele zugesprochen.

Der heute vielbekannte Ahornsirup stammt vom *Acer saccharum*, einer Ahornart, die in Amerika und Kanada vorkommt. Schon die Indianer benutzten diesen Sirup zum Süßen. Er wird durch Anzapfen der Bäume gewonnen.

Die Blätter des Feldahorns, der eher ein Strauch ist, werden gern von Schafen, Ziegen und Pferden gefressen. Das Holz des Bergahorns ist fast weiß. Es eignet sich besonders gut zum Schnitzen und Drechseln. Aus Ahorn gefertigte Möbel

strahlen viel Wärme aus. Und weil das Holz gut schwingt, werden auch Musikinstrumente aus Ahorn gefertigt.
Die Blätter aller Ahornbäume verrotten schnell und sind besonders gut kompostierbar. Sie eignen sich hervorragend zum Mulchen.

Heilkraft

Verwendete Teile: Blätter, Sammelzeit: Februar bis Mai; Rinde
Wirkstoffe: nicht bekannt

Schon auf einer Papyrusrolle, die ägyptische Priester vor rund 4000 Jahren beschriftet haben, wird der Ahorn als wichtige Heilpflanze erwähnt. Wir wissen allerdings nicht, welche Ahornart gemeint ist.
Hildegard von Bingen und andere Heilkundige des Mittelalters kannten den Bergahorn als kühlendes Mittel bei Fieber, Geschwüren, Gerstenkörnern und anderen Schwellungen. Hierzu quetschte man die frischen Blätter des Baumes oder kochte die Zweige mit der Rinde in Wasser auf, das dann als Spülung oder Kompresse benutzt wurde. Dieses Rezept war auch nordamerikanischen Indianern bekannt.
Sie tranken auch Tee aus der Rinde des Ahorns gegen Würmer. Getrocknete und als Tee aufgebrühte Ahornblätter benutzten sie gegen Mandel- und Lymphknotenentzündung.
Hildegard von Bingen, eine Heilerin, die 1179 im Alter von 81 Jahren starb und der Menschheit 2000 natürliche Heilmittel und Heilmethoden aufgeschrieben hat, die sie durch Visionen übermittelt bekam, empfiehlt das Auflegen von am Feuer erwärmten Ahornholz gegen Gicht.

Der Apfelbaum

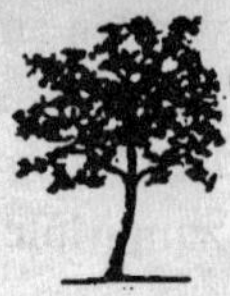

Malus communis
Rosaceae, Familie der Rosengewächse

Apfelbäume dürften bei uns seit der Jungsteinzeit bekannt sein. Bei Ausgrabungen fand man in den Resten früherer Behausungen Kerne des Holzapfels, die wilde Form des Kulturapfelbaums. Vor 5000 Jahren sollen Syrer Äpfel aus Kleinasien nach Ägypten gebracht haben. In den Gärten des Ramses am Nildelta wurden bereits verschiedene Apfelsorten angebaut. Von Kleinasien kam der Kulturapfel nach Griechenland und Italien, und die Römer brachten ihn über die Alpen zu uns.
Durch Kreuzungen sind bis heute 1500 Apfelsorten gezüchtet worden, aber nur wenige davon kommen auf unseren Märkten zum Verkauf. Immerhin ißt der Deutsche durchschnittlich 40 kg dieses »Königs der Früchte«. Und er tut gut daran, denn es gibt kaum ein gesünderes Obst.

Vorkommen
Sowohl der wilde Holzapfelbaum als auch seine gezüchteten Brüder sind – mit Ausnahme der Polarzonen – über die ganze Erde verbreitet. Der Apfelbaum bevorzugt lichte Waldrandzonen oder offene Weiden.

Gestalt und Aussehen
Der Apfelbaum gehört zu den kleineren Bäumen und wird nicht höher als 10 m. Seine Rinde ist rissig und schuppig. Seine rosaweißen Blüten leuchten im Frühling weit, um zahlreiche Insekten anzuziehen und unser Auge zu erfreuen. Die kugelige Krone erinnert an die Form des Apfels. Seine unscheinbaren Blätter sind leicht behaart, klein und haben einen gesägten Rand.

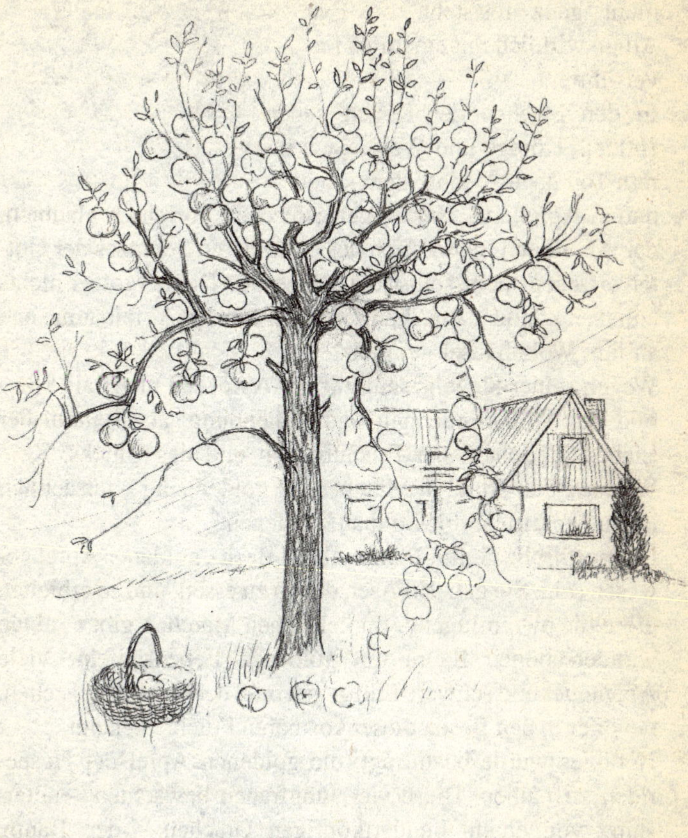

Wissenswertes

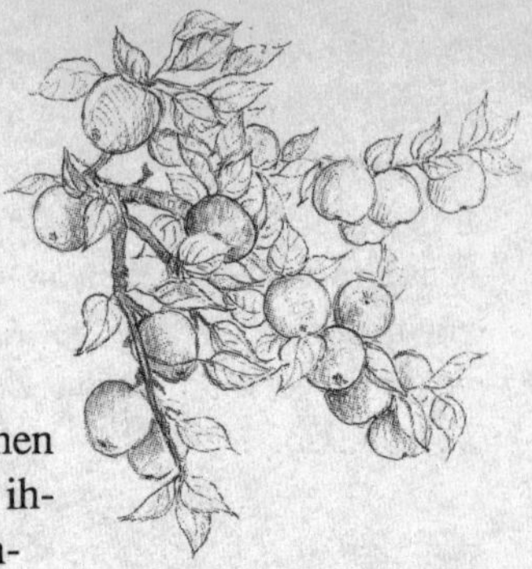

Äpfel gehören zum Paradies – daran gibt es für mich keinen Zweifel, wenn auch bis heute nicht ganz feststeht, ob Eva Adam wirklich mit einem Apfel verführte.

In den Mythen der Kelten gehen Helden, Könige und Weise nach ihrem Tod nach Avalon, dem sagenhaften Apfelland. Unsere germanischen Vorfahren glaubten, der Apfelbaum würde sich des besonderen Schutzes der Götter erfreuen, dem selbst die Blitze des Donnergottes nichts anhaben können. Aus diesem Grund wurden Apfelbäume nah an ihre Wohnhäuser gepflanzt.

Wegen seiner Kugelgestalt gilt der Apfel seit alters als Sinnbild der Vollkommenheit und Vollendung, als Symbol der Liebe, Schönheit, der Fruchtbarkeit und des Glücks. Kein Wunder, daß Äpfel in Märchen oft golden sind – tatsächlich ist ihr Wert nicht mit Gold aufzuwiegen.

Die nordische Göttin Iduna soll im Besitz goldener Äpfel gewesen sein. Sie gab den Asen davon zu essen, und so erhielten diese die ewige Jugend. Im keltischen Märchen gibt es einen wunderschönen Baum mit goldenen Lebensäpfeln. Viele Abenteuer und schwere Prüfungen muß der Held durchstehen, bevor er in den Besitz dieser kostbaren Früchte gelangt.

Herakles wurde beauftragt, die goldenen Äpfel der Hesperiden zu rauben. Diese vier Jungfrauen bewachten – unterstützt von einem hundertköpfigen Drachen – den Baum. Herakles wußte noch nicht einmal, wie er die Hesperiden finden sollte. Niemand hatte ihm den Weg gewiesen. Nach vielen Abenteuern und Kämpfen gelangte er schließlich zu Atlas, der die Last des Himmels auf seinen Schultern trägt.

Dieser war der Oheim der Hesperiden und erklärte sich bereit, die goldenen Äpfel für Herakles zu besorgen. Allerdings müsse Herakles solange das Himmelsgewölbe für ihn tragen. Herakles willigte ein. Während unser Held die schwere Last auf sich nahm, schläferte Atlas den Drachen ein und pflückte die goldenen Äpfel. Leicht und glücklich, verspürte er nun wenig Lust, das Himmelsgewölbe wieder aufzuladen. Herakles war jedoch schlauer. »Laß mich nur einen Augenblick ausruhen«, bat er, und Atlas willigte ein, ihn für kurze Zeit abzulösen. Da nahm Herakles die goldenen Äpfel und entschwand grußlos.
Erst die Kirchenväter verwandelten den lebenspendenden Apfel zu einem Symbol der Sünde und Verführung. Angeblich hat ihn ja Eva verbotenerweise vom Baum der Erkenntnis gepflückt. So wurden Äpfel auch zum Symbol der Vergänglichkeit. Daher sieht man auf mittelalterlichen Bildern manchmal neben einem Apfelbaum auch den Totenkopf. Tatsächlich gilt jedoch das Sprichwort: »One apple a day keeps the doctor away ...«
Vielleicht haben die Lehrerinnen und Schülerinnen der Uckermarkschule, an der behinderte und nichtbehinderte Kinder gemeinsam lernen, das gewußt. Auf ihrem großen Schulhof in Berlin-Schöneberg pflanzte jede Klasse einen Apfelbaum. Das Geld hierzu haben sie sich selbst verdient. Und wo früher nur grauer Schotter lag, blühen jetzt im Frühling zwei Dutzend kleiner Apfelbäume rosa-weiß. Und wenn im frühen Herbst die ersten Äpfel reifen, verstehen diese Kinder sehr gut, was Ludwig Uhland gedichtet hat:

Einkehr

Bei einem Wirte wundermild
Da war ich jüngst zu Gaste.

Ein goldner Apfel war sein Schild,
An einem langen Aste.

Es war der grüne Apfelbaum,
Bei dem ich eingekehret;
Mit süßer Kost und frischem Schaum
Hat er mich wohl genähret.

Es kamen in sein grünes Haus
Viel leichtbeschwingte Gäste;
Sie sprangen frei und hielten Schmaus
Und sangen auf das beste.

Ich fand ein Bett zur süßen Ruh'
Auf weichen, grünen Matten;
Der Wirt, er deckte selbst mich zu
Mit seinem kühlen Schatten.

Nun fragt' ich nach der Schuldigkeit,
Da schüttelt er den Wipfel.
Gesegnet sei er allezeit
Von der Wurzel bis zum Gipfel!

Die Kelten haben den Apfelbaum in ihren Baumkreis aufgenommen. Danach haben Menschen, die zwischen dem 25. Juni und 4. Juli geboren sind oder im Winter zwischen dem 23. Dezember und 1. Januar das Licht der Welt erblickt haben, den Apfel als Lebensbaum. Es wird gesagt, daß diese Menschen zwischen Himmel und Erde, zwischen Gut und Böse vermitteln sollen. Ihr Leitbild ist die Liebe zum ungeteilten Leben. Verstand und Gefühl gehören für sie zusammen, und ihre moralische Toleranz soll vorbildlich sein. Apfelbaumgeborene helfen gern anderen Menschen und finden auch immer jemanden, dem es schlechter geht als ihnen selbst.

Heilkraft

Verwendete Teile: Frucht, Sammelzeit: September bis November

Wirkstoffe: Vitamine, Pektin, Fruchtsäure u. a.

Pektin und Fruchtsäuren sind die wertvollsten Bestandteile des Apfels, daneben enthält er Fruchtzucker, Enzyme und zwanzig verschiedene Mineralstoffe und Vitamine, darunter das bedeutende Kalium (in Verbindung mit dem niedrigen Natriumgehalt des Apfels senkt es den Blutdruck) und Vitamin C. Zwei Äpfel am Tag decken bereits den Tagesbedarf an Vitamin C. Bitte achten Sie jedoch darauf, daß Sie möglichst ungespritzte Äpfel aus dem Bioladen oder noch besser direkt vom Erzeuger bekommen; sie sind nicht nur gehaltvoller und gesünder, Sie unterstützen damit gleichzeitig Menschen, die sich an der Ausbeutung und Vergiftung der Natur nicht länger beteiligen wollen.
Äpfel sind sowohl verdauungsfördernd als auch stopfend bei Durchfall. Im letzteren Fall müssen sie roh genossen werden, dürfen nicht kalt sein und müssen gründlich gekaut oder klein zerrieben werden. So helfen sie sogar bei Ruhr! Das Apfelpektin bindet im Darm Schwermetalle und Bakteriengifte, Cholesterin und Gallsäuren und sorgt für deren beschleunigte Ausscheidung. Hierdurch senkt sich der Cholesteringehalt des Blutes, Arteriosklerose und Herzinfarkt kann mit zwei Äpfeln am Tag vorgebeugt werden.
Äpfel wirken harntreibend und sind deshalb roh genossen oder als Frischsaft besonders bei Rheuma, Gicht und Blasen-Nieren-Leiden zu empfehlen. Apfelschalentee ist gut für die Nerven. Er wirkt auch fiebersenkend und schmeckt dabei gut. Hierzu trocknet man die Schalen ungespritzter Äpfel an der Sonne oder bei 50° im Backofen. Zwei Teelöffel zerkleinerte Schalen werden mit einer Tasse kochenden Wassers übergossen und müssen mindestens 10 Minuten ziehen.

Während rohe Wildäpfel ungenießbar sind, ergeben die in kleine Scheiben zerschnittenen Früchte des Wildapfels, wie oben getrocknet und zerkleinert, einen hervorragenden blutreinigenden und fiebersenkenden Tee.
Auch für die Schönheit leisten Äpfel gute Dienste. Eine Apfelmaske aus zwei zu Brei zerstoßenen Äpfeln stärkt und strafft die Haut. Bei diffuser Röte und geplatzten Äderchen empfiehlt es sich, reichlich Äpfel zu essen. Wer sich das Rauchen abgewöhnen will, sollte versuchen, statt zur Zigarette zum Apfel zu greifen.
Dr. Edward Bach empfiehlt seine Holzapfelessenz (Crab Apple aus der Bach-Blütentherapie) Menschen, die sich innerlich und äußerlich schmutzig fühlen, sich vor vielen Dingen ekeln und unter Zwängen leiden.
Das Holz des Apfelbaums ist für Möbel kaum erhältlich. Zur Bildschnitzerei wird das Apfelbaumholz gern genommen und sehr geschätzt.
Für mich ist der Apfelbaum Spender von Lebensenergie, Lust und Liebe. Es kann wohl kein Zufall sein, daß Rosa und Rot von jeher Farben der Liebe waren und auf dem Apfelbaum in Blüten und Früchten zu finden sind. Ich werde froh, wenn ich im Frühling die rosafarbenen Duftwolken blühender Apfelbäume erblicke oder mir im Herbst einen rotbackigen Apfel vom Baum pflücken darf. Der Duft reifer Äpfel macht mich glücklich, und ich verschenke sie an alle, die ich liebhabe.

Der Apfelsinenbaum

Citrus sinensis, Orange;
Citrus aurantium, Pomeranze
Rutaceae, Familie der Rautengewächse

Der »Apfel aus China« wurde dort schon 1000 v. Chr. kultiviert. Portugiesische Seefahrer brachten den Baum mit nach Europa. Schon damals wurden die köstlichen Früchte nicht nur gegessen, sondern Blüten und Schale wurden auch zur Herstellung wertvoller Essenzen benutzt.

Vorkommen
In allen Mittelmeerländern, im Nahen Osten, in Nordafrika, Asien und Amerika wachsen Orangen. Besonders gut gedeihen sie auf Sizilien.

Gestalt und Aussehen
Der Orangenbaum ist ein zierlicher, bis zu 13 m hoher immergrüner Laubbaum mit dichter, rundlicher Krone. Die Blätter sind dunkelgrün, breit-elliptisch und hart und glänzend. An den Zweigen befinden sich Dornen. Der Orangenbaum blüht von Mai bis Oktober mit kleinen einzeln oder in Rispen stehenden Blüten, die weiß sind und einen köstlichen Duft verströmen.

Wissenswertes
Apfelsinen kennt jeder. Sie schmecken nicht nur herrlich, sondern duften auch gut und heitern allein durch ihr knalliges Orange das Gemüt auf: »Wer könnte traurig sein beim Anblick der lachenden Orangen, niedergeschlagen beim Duft ihrer zärtlichen Süße?« dichtet Giovanni Delacasa.

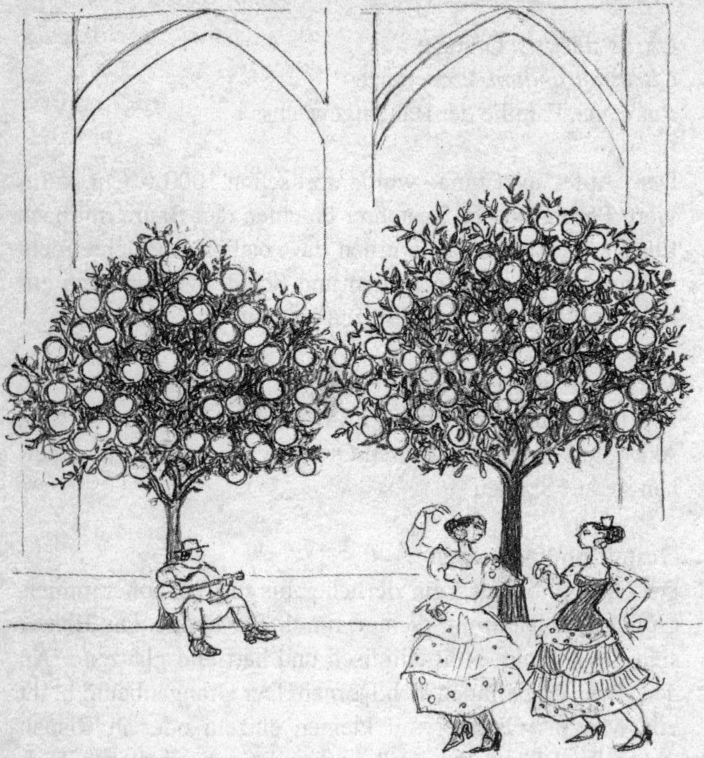

Orangenbäumchen gibt es gelegentlich in Blumengeschäften zu kaufen, und mit etwas Erfahrung lassen sie sich als Kübelpflanzen gut halten. Sonst bekommt man sie nur in Botanischen Gärten oder auf Reisen zu sehen. Ich hätte diesen Baum wohl nie beachtet, wenn ich nicht durch Susanne Fischer-Rizzi auf die ätherischen Öle aufmerksam geworden wäre und mich in Orangen- und Neroliessenz geradezu verliebt hätte. Dieser Duft spricht mich spontan an, verzaubert, erheitert und erwärmt mich. Ganz ähnlich muß es im 17. Jahrhundert der Prinzessin von Nerola ergangen sein. Sie brachte den Duft in Mode und ließ sich sogar ihr Briefpapier und ihre Handschuhe damit parfümieren. Deshalb wurde die aus Orangenblüten gewonnene Essenz nach ihr »Neroli« benannt.
Das ätherische Öl gehört zu den teuersten, aber psychisch wirksamsten Essenzen: Für 1 l Öl müssen 1 t frisch mit der Hand gepflückte Blüten in Wasserdampf destilliert werden.

Heilkraft

Verwendete Teile: Blüten, Sammelzeit: April bis Oktober; Früchte, Sammelzeit: Oktober bis Februar, je nach Anbaugebiet
Wirkstoff: ätherisches Öl aus den Blüten: Pinen, Ocimen, L-Camphen, Dipenten, Linalol, L-Lynalylacetat, Phenylalkohol, Terpineol, Nerol, Nerylacetat, Geraniol u. a.; ätherisches Öl aus den Schalen der Früchte: D-Limonen, Kalzium, n-Dezydaldehyd, Anthranilsäure, Methylesther, Magnesium u. a. Der Fruchtsaft ist reich an Vitamin C.

Neroli ist ein natürliches Beruhigungsmittel, das auch bei Schock, Depression und Angstzuständen hervorragend geeignet ist. Ich selber habe immer wieder erfahren, wie stark Neroli in die Seele eindringt, stabilisiert, stärkt und aufheitert.

Das aus der Schale gepreßte Orangenöl kennen viele aus ihrer Kindheit. Sie haben es in der Adventszeit in eine brennende Kerze gesprüht, um die Funken zu beobachten und sich am Duft zu erfreuen. Orangenöl ist wesentlich preiswerter als Neroli, da die Schalen sehr ergiebig sind.
Aus den Blättern und Zweigspitzen des Bitterorangenbaums (Pomeranze) wird durch Wasserdampfdestillation Petitgrain gewonnen, ein ätherisches Öl, das in vielen Eaux de Cologne enthalten ist. Es erfrischt Geist und Herz und unterstützt das Gedächtnis. Es riecht wesentlich herber als das Öl der Frucht.
Aus den Früchten von *Citrus aurantium* wird das ebenfalls sehr wirksame Bergamotteöl gepreßt. Dieses Öl ist bei Angst, Depression und Nervenanspannung stark wirksam. Bergamotteöl ist wirksam gegen Staphylokokken, Gonokokken und Meningokokkus sowie den Diphtherieerreger. Als Gurgelwasser benutzt, hilft es gegen Entzündungen im Mundraum. Auch bei Blasenentzündung soll es hilfreich sein.
Insgesamt hat der Orangenbaum eine äußerst anregende und belebende Wirkung auf unseren gesamten Organismus. Sein ätherisches Öl weitet die Blutgefäße und fördert dadurch die Nährstoff- und Wasserversorgung der Zellen. Es stimuliert die Flüssigkeitszirkulation. Hierdurch bauen sich Zellen und Gewebe auf, was als wohltuend und angenehm erlebt wird. Entspannend und beruhigend wirkt die Essenz sowohl auf die Seele als auch auf die Muskulatur, die Eingeweide, Darm, Blase und Gebärmutter. Orangenessenz hilft, Krämpfe zu lösen und Gefühle zu harmonisieren. Kopfschmerzen, die auf nervöse Erschöpfung, Verspannung und erhöhten Blutdruck zurückzuführen sind, werden durch Orangenessenz gelindert. Hierzu sollte man sie inhalieren oder in die Duftlampe geben.
Das Öl der Orangenfrucht ist auch bei trockener, gereizter

und spröder Haut zu empfehlen. In diesem Fall sollte man es in Weizenkeimöl geben (5 Tropfen auf einen Eierbecher) und zur Massage benutzen.
Die Zeitschrift *natur und heilen* zitiert in ihrer Oktoberausgabe 1992 ein amerikanisches Wissenschaftlerteam der Universität Wisconsin, das den in der Orangenschale enthaltenen Wirkstoff D-Limonen beobachtet hat. Dieser Stoff ließ Krebszellen im Reagenzglas schrumpfen.

Die Birke

Birke, du mädchenhaft schlanke,
schwankend am grünen Hag,
lieblicher Gottesgedanke
vom dritten Schöpfungstag

B. v. Münchhausen

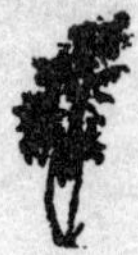

Betula pendula
Betulaceae, Familie der Birkengewächse

Es gibt wohl kaum etwas Schöneres, als nach einem langen Winter die ersten grünen Birkenblättchen zu entdecken. Dieses helle Grün ist zweifellos die Farbe des Herzens und symbolisiert den Frühling wie bei keinem zweiten Baum. Kein Wunder, daß bis heute Maibäume aus Birken gefertigt werden. Es ist der Baum des Frühlings und der reinen Freude.

Vorkommen
Die Birke wächst in ganz Europa im Norden, in Wäldern, an Ufern und in Torfmooren, aber auch in Asien.

Gestalt und Aussehen
Schon Kinder erkennen junge Birken an ihrer schneeweißen Rinde. Ältere Bäume bekommen schwarze Risse und einen eher grauen Stamm, der borstig und schuppig erscheint. Birken können bis zu 30 m hoch werden. Sie haben kleine, gezähnte, fast runde Blätter mit einer Spitze. Die weiblichen Blüten sind aufrechtstehende grüne Kätzchen, die männlichen hängende und braune »Trotteln«. Die Samen sind geflügelte Nüßchen.

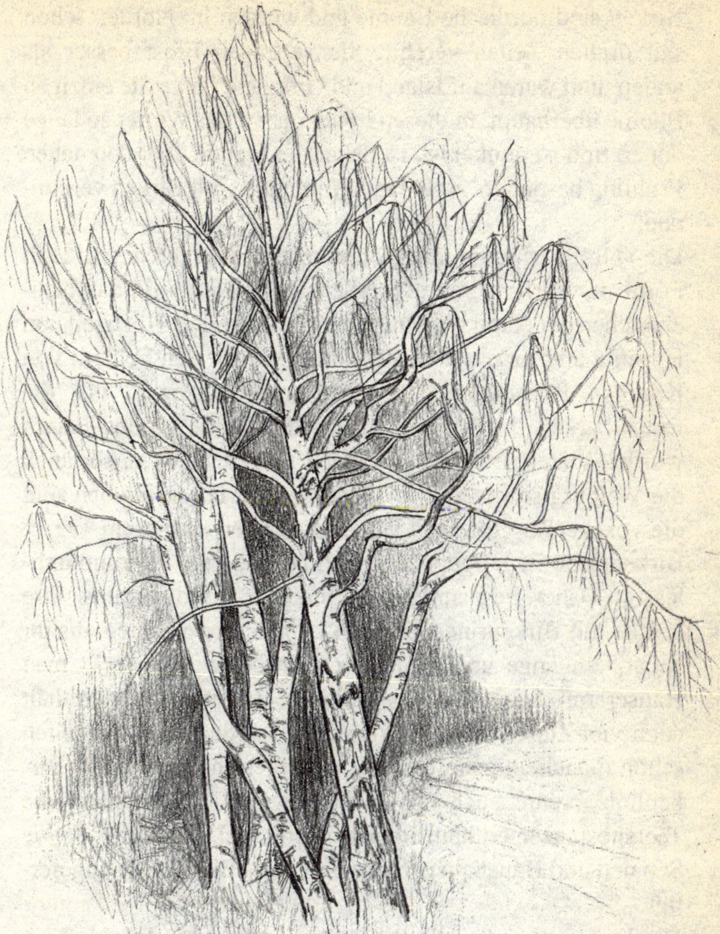

Wissenswertes

Birken sind nordische Bäume und wurden im Norden schon seit uralten Zeiten verehrt. Sie vertragen Frost besser als andere und waren auf Island und Grönland lange die einzigen Bäume überhaupt. In diesen Ländern, wo der Winter so lange dauert und so dunkel ist, ist daher die Freude über den neuen Frühling besonders groß. Und Frühling ist mit Birken verbunden.

Die »Große Mutter«, die Göttin unserer Vorfahren, wurde in Form der Birke verehrt. In allen Kulturen wurde das Neuerwachen der Natur mit einem Fest gefeiert. Die Hochzeit von Himmel und Erde wurde stellvertretend auf den Feldern von Königs-, Priester- und Liebespaaren vollzogen, um die Fruchtbarkeit des Landes zu wecken. Diese wilden Feiern wurden später zu »Hexennächten« umgedeutet – daher auch die Walpurgisnacht am Vorabend des 1. Mai. Geblieben sind die vor die Tür gestellten Birkenbäumchen an diesem Tag.

Birkenrinde ist luftgepolstert und besonders wasserundurchlässig. Daher bespannten die Indianer Nordamerikas ihre Kanus mit Birkenrinde, und die Lappländer machten aus ihr sogar Umhänge und Gamaschen. In Norwegen deckt man Häuser mit Schindeln aus Birkenholz. Birkenrinde enthält auch viel Zucker, Öl und Vitamin C, so daß es in Notzeiten schon manchem geholfen hat, an Birkenrinde zu kauen. Birkenholz brennt auch naß, weil es viele leichtentzündliche Teersubstanzen enthält. Biedermeiermöbel, Alphörner sowie Schalen und Haushaltsgeräte wurden aus Birkenholz angefertigt.

Die Kelten machten die Birke zum Lichtbaum des 24. Juni, ihrem Weihtag. Birkengeborene sollen sich guter Gesundheit erfreuen und sich durch Bescheidenheit auszeichnen. Ehrgeiz oder Eitelkeit kennen sie nicht. Und alles, was sie an Liebe und Verständnis erfahren haben, geben sie dreifach zurück.

Weil ich einen birkengeborenen Sohn habe, kann ich dies voll bestätigen. Im Märchen von der schlanken Birke (siehe unten), das aus Rußland stammt (oder vielleicht aus Estland, das die Birke zu seinem Wahrzeichen gemacht hat), werden genau diese Eigenschaften angesprochen.

Heilkraft

Verwendete Teile: Blätter, Sammelzeit: Juni bis September; Knospen, Sammelzeit: März bis Mai
Wirkstoffe: Saponinglycoside, ätherisches Öl, Xylit (Zukker)

Seit Jahrhunderten ist die Birke in China als Heilmittel bekannt. Blätter und Knospen dienten der Behandlung von Wassersucht und rheumatischen Erkrankungen. Sie wirken wassertreibend und entzündungswidrig. Zur Anregung des Stoffwechsels kann ein Tee dienen, der stärkend und blutreinigend wirkt. Hierzu werden zwei Teelöffel Birkenblätter mit einer Tasse kochendem Wasser aufgegossen.
Bei den Kelten galt Birkensaft als Schönheitstrank. Das Peitschen der Haut mit frischen Birkenreisern, wie es in nordischen Saunen heute noch üblich ist, hat vielleicht mit dem Brauch zu tun, Birkenzweige zu Lebensruten zu machen, mit denen junge Männer durchs Dorf zogen und alle, die ihnen entgegenkamen, »pfefferten«. Wer auf diese Art eins übergezogen bekam, war im kommenden Jahr vor Krankheit geschützt.
Hildegard von Bingen bezeichnete die Birke als »das Glück« und benutzte sie bei Hauterkrankungen und Furunkeln. Birkenblätter schmecken aber auch als Salatbeigabe gut. Daß Birken vor Dämonen und Hexen schützen, will ich gern glauben. Die freundliche Ausstrahlung der Birke ist geradezu überwältigend. Sie bringt Licht und Fröhlichkeit in die Seele.

Das Märchen von der schlanken Birke

Es waren einmal ein armer Mann und eine arme Frau. Die hatten niemand auf der Welt – aber den Wald nebenan.

Als der Alte einmal in den Wald ging, um Holz für ein Feuer zu holen, erblickte er auf einer Lichtung eine Birke, weiß, schön und schlank wie ein Mädchen. »Holla«, rief der Alte, »viel zu schade, einen so schönen Baum umzuhauen – aber was soll ich machen? Holz brauche ich nun mal.«

Der Alte bekreuzigte sich, spuckte in seine schwieligen Hände und wollte gerade mit der Axt ausholen, als die Birke zu sprechen anfing: »Hab Mitleid, Alterchen! Ich bin doch noch so jung!«

Der Alte bekam einen Schreck, ließ die Birke stehen und sammelte alte Zweige.

Zu Hause erzählte er seiner Frau von dem Erlebnis, die aber ärgerte sich nur: »Hättest dir von der Birke wenigstens ein paar Zweige für unsere Ziege geben lassen können!«

Sie ließ nicht nach zu drängeln, bis der Alte schließlich wieder zu der Birke ging und sie um Zweige bat.

»Laß mir doch meine Schönheit, Alterchen!« bat die Birke. »Zu Holz will ich dir schon verhelfen.«

Der Alte machte kehrt – und als er zu seiner schäbigen Kate kam, lag da ein so großer Stapel Holz, daß sie für den ganzen Winter genug hatten.

»He, Frau, jetzt haben wir Holz für den ganzen Winter!« freute sich der Mann.

Die Frau aber murrte: »Was nützt uns das Holz, wenn wir nichts zu beißen und zu brechen haben! Zieh los und besorge Mehl!«

Dem Alten blieb nichts anderes übrig, als wieder zur Birke zu gehen. Er streichelte ihre schöne Rinde und klagte ihr sein Leid.

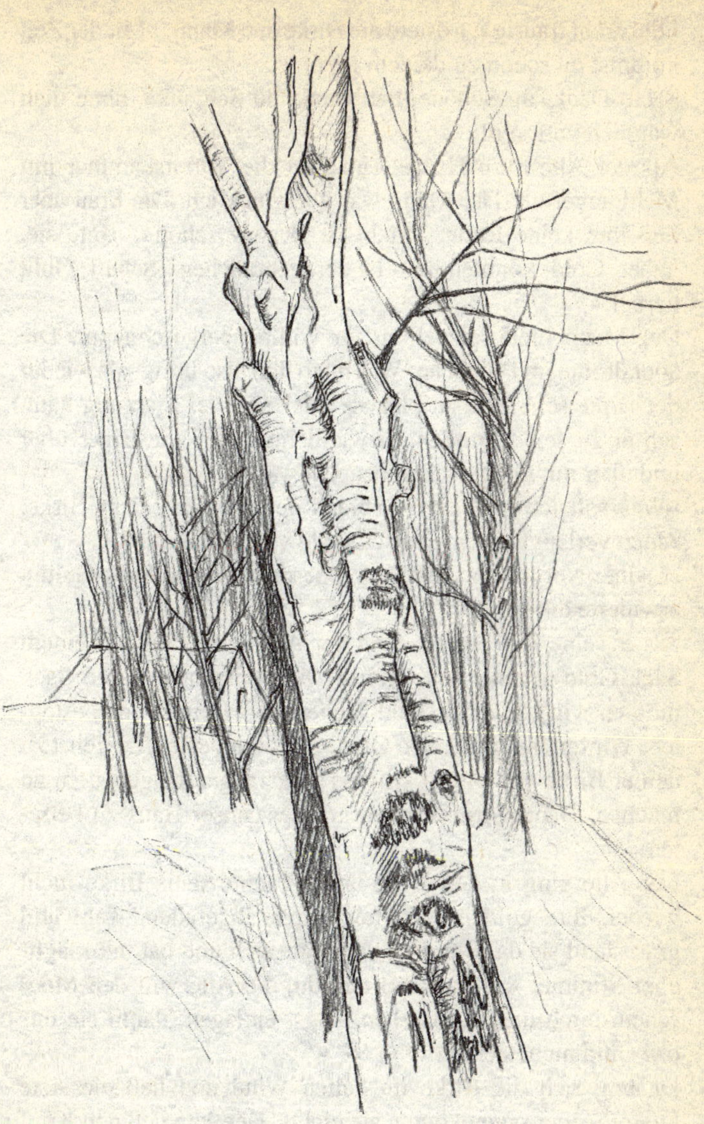

»Sei nicht traurig«, tröstete die Birke den Mann. »Mit der Zeit kommst du schon zu deinem Mehl.«
»Hab Dank, du Schöne, hab Dank, du Schlanke, ohne dich wäre ich verloren!«
Als der Alte nach Hause kam, war die Vorratskammer mit Mehl angefüllt. Der Mann war überglücklich. Die Frau aber ließ ihm keine Ruhe: »Mehl ist ja ganz schön«, sagte sie, »aber Gold könnten wir besser gebrauchen. Schaff Gold herbei!«
Der Mann hielt seine Frau für völlig übergeschnappt. Die aber drohte im Prügel an. Was blieb ihm also übrig, als wieder der Birke sein Leid zu klagen? Als er zu der Lichtung kam, sah er zu seiner großen Verwunderung, daß die Birke über und über mit Goldstücken bedeckt war.
»Was soll ich bloß tun?« sprach der Alte zu seiner Birke. »Jetzt verlangt sie einen Sack Gold von mir!«
»Deiner Not ist abzuhelfen. Ich besorge dir den Sack Gold.« erwiderte die Birke.
Als er seine Kate betrat, fand der Alte seine Frau auf einem Sack Gold sitzend vor. Und die Alte sprach: »Diesen Sack müssen wir gut verstecken! Sicherlich will man uns bestehlen. Wir tun ihn hinter den Ofen! Aber am besten, du gehst zu deiner Birke und bittest sie, uns zu garstigen Ungeheuern zu machen. Dann wird es jeden grausen, unser Haus zu betreten.«
Der Alte ging in den Wald und erkannte seine Birke nicht wieder. Ihre goldenen Blätter waren abgefallen. Kahl und grau stand sie da. Der Alte verneigte sich und bat mit kläglicher Stimme: »Schlanke Birke, du, die Alte will den Menschen durch unser Aussehen Angst einjagen, damit sie uns das Gold nicht stehlen!«
Da bog sich die Birke im kalten Wind und ließ die Äste knarren, aber sagen konnte sie nichts. Der Alte ließ den Kopf

hängen und ging niedergeschlagen heim. Da kam ihm die Alte als Bärin entgegen und verschwand im Wald. Nun konnte auch er nur noch knurren und als Bär hinter ihr her in den Wald trotten.

Als die Nachbarn das verwaiste Haus fanden, entdeckten sie hinter dem Ofen einen Sack goldener Weizenkörner. Der Wald aber wurde von nun an gemieden, weil dort neuerdings Bären hausten.

Der Birnbaum

Pyrus communis
Rosaceae, Familie der Rosengewächse

Der uns heute bekannte Birnbaum stammt vom Wildbirnbaum ab, den man noch heute an sonnigen Standorten in europäischen Wäldern finden kann. Ursprünglich soll der Baum aus Asien kommen, von wo ihn die Griechen mitbrachten. Schon im Altertum wurde er dort kultiviert und von den Römern dann auch nach Italien gebracht. Im 1. Jahrhundert n. Chr. kannten die Römer bereits 40 verschiedene Birnenarten.

Vorkommen
Diese Gattung der Rosengewächse kommt mit etwa 25 Arten in ganz Europa, Asien und Amerika vor.

Gestalt und Aussehen
Birnbäume werden bis zu 15 m hoch, jedoch gibt es auch sehr klein gezüchtete Bäumchen. Die ovalen, dunklen festen Blätter sind feingezahnt und an der Unterseite etwas heller. Im April und Mai blüht der Baum noch vor dem Blattaustrieb leuchtendweiß mit roten Staubbeuteln. Die Blüten sind zwittrig. Die Rinde des Birnbaums ist schwarz-grau, die Krone nimmt öfter die Form der Frucht an – was bei vielen Sorten allerdings nicht mehr zu erkennen ist.

Wissenswertes
Der Birnbaum gilt als Bruder des Apfelbaums. Während Äpfel als weiblich gelten, werden Birnen für männlich gehalten. So wurden beide Bäume auch als Liebesorakel

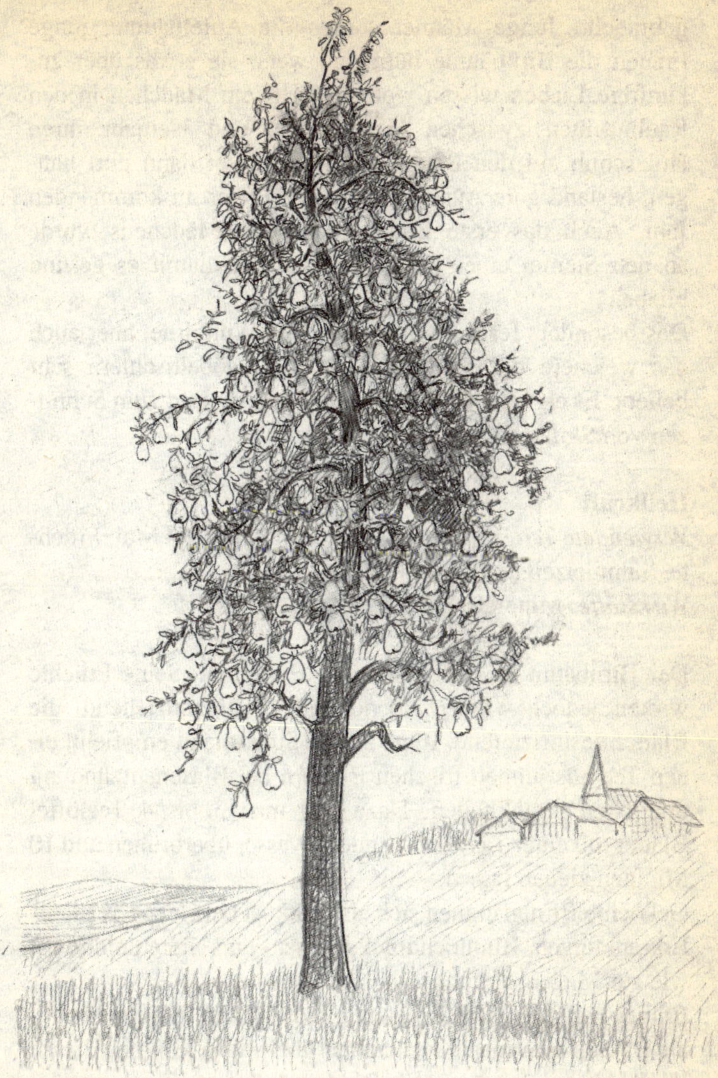

gebraucht. Junge Männer sollten die Apfelbäume, junge Frauen die Birnbäume befragen, wenn sie etwas über zukünftige Lieben wissen wollten. Warf ein Mädchen in den Rauhnächten zwischen Weihnachten und Neujahr ihren Holzschuh auf den Baum und blieb dieser dann dort hängen, bestand gute Aussicht auf einen Freier im kommenden Jahr. Auch das erste Badewasser eines Mädchens wurde an den Stamm eines Birnbaums gekippt, damit es gesund bliebe.

Das besonders feste, rötliche Holz der Wildbirne, aber auch das weichere der Kulturbirne ist bei Möbeltischlern sehr beliebt. Es eignet sich auch für Holzschnitte und zum Schnitzen von Skulpturen.

Heilkraft

Verwendete Teile: Blätter, Sammelzeit: April bis Mai; Früchte, Sammelzeit: September bis Oktober

Wirkstoffe: Mineralsalze, Riboflavin, Gerbstoffe

Der Birnbaum ist kein offizielles Heilmittel. Seine Früchte wirken jedoch wassertreibend und zusammenziehend, die Blätter desinfizierend. René Anton Strassmann empfiehlt einen Tee aus jungen frischen Blättern bei Blasenentzündung und Nierenkrankheiten. Dazu soll man 3 bis 4 Teelöffel Blätter mit einer Tasse kochendem Wasser überbrühen und 10 Minuten ziehen lassen.

Gekochte Birnen eignen sich als Diätkost bei Herz-Kreislauf-Erkrankungen, Bluthochdruck, Blasen- und Nierenleiden sowie zur Magenstärkung.

Früher galt der Birnbaum – wie viele andere Bäume auch – als Baum, dem man Krankheiten übertragen konnte. Hierzu wurden kleine Löcher in die Rinde gebohrt und ein Ausscheidungsprodukt des Erkrankten hineingegeben. Dies galt als

Hilfe bei Wunden, Gicht, Tuberkulose und Zahnschmerzen. Dazu gehört natürlich auch ein Spruch:

Birnbaum, ich klage dir,
drei Würmer, die stechen mir.
Der eine ist grau,
der andre ist blau,
der dritte ist rot.
Ich wünschte, sie wären alle drei tot.

Die Buche

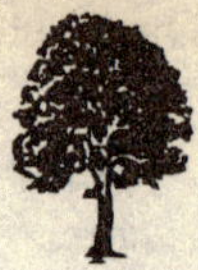

Fagus silvatica, Rotbuche
Fagaceae, Familie der Buchengewächse

Buchen sind Bäume, die zu Beginn der Bronzezeit durch die Veränderung des Klimas – es wurde kühler und feuchter – in unsere Breiten gelangten und wegen des feuchten kalkhaltigen Bodens ideale Bedingungen vorfanden. In England wird dieser Baum als »Mutter des Waldes« bezeichnet.
Wir haben die Buch-Staben von diesem Baum: Unsere Vorfahren ritzten Runen in die Rinde eines in mehrere Teile zerbrochenen Buchenstabes, warfen diese in die Höhe und erhielten so geheimnisvolle Botschaften der Götter.

Vorkommen
Die Buche ist mit etwa zehn Arten in der gemäßigten Zone der nördlichen Halbkugel verbreitet.

Gestalt und Aussehen
Buchen können bis zu 40 m hoch werden und fallen durch ihre weit verzweigte, bis zu 15 m breite Krone auf, die gewölbt ist. Sie stehen wie Königinnen in der Landschaft. Die hellgrünen, ovalen Blätter sind fein behaart.
Die männlichen Blüten wachsen in Büscheln, die weiblichen bilden jene vierlappigen, stachligen Hüllen, die wir als Bucheckern kennen. Die Bäume blühen im April/Mai, männliche und weibliche Blüten wachsen auf dem gleichen Baum.

Wissenswertes
Buchen sind die vorherrschenden Bäume der nördlichen Breiten. Ohne menschliches Eingreifen wäre ganz Deutsch-

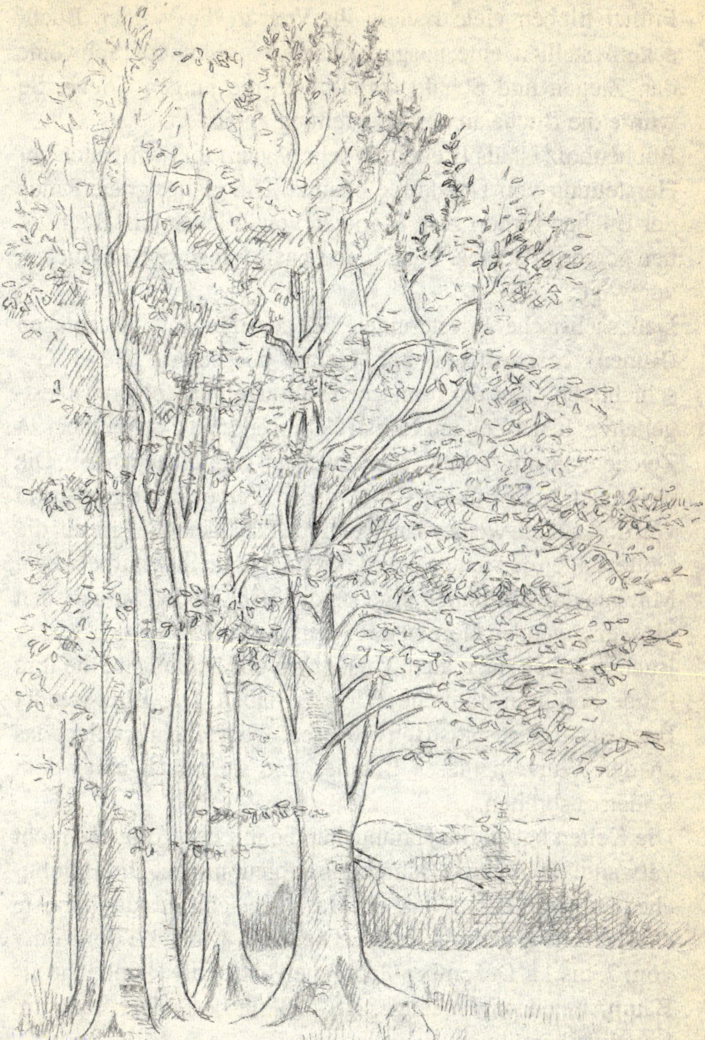

land von Buchenwäldern bedeckt. Ihre breiten Kronen rauben anderen jungen Bäumen das Licht.
Früher trieben viele Bauern ihr Vieh in die Wälder. Bucheckern stellten eine ausgezeichnete Nahrung für Schweine dar. Ziegen und Schafe vernaschten die jungen Triebe. So wurde die Buche an der Ausbreitung gehindert.
Buchenholz ist als Brennholz sehr begehrt und wird auch zur Herstellung von Holzkohle benutzt. Die glatte, graue Rinde der Buchen fordert zum Einritzen von Zeichen und Buchstaben geradezu heraus. Viele Liebespaare haben sich an Buchen verewigt.
Daß sächsische Priesterinnen Buchenstäbe mit Buchstaben (Runen) beschrifteten, hat Tacitus überliefert. Dieser Geschichtsschreiber der römischen Kaiserzeit hat folgendes festgehalten: In der Zeit um Christi Geburt enthielt das Alphabet 24 Zeichen, die nur zu kultischen Zwecken gebraucht wurden. Die mit Runen beschrifteten Stäbe wurden in eine Schale gelegt und von dort auf ein weißes Tuch gekippt. Nachdem die Priester die Götter angerufen hatten, wurde dreimal je ein Stab aufgehoben. Miteinander kombiniert ergeben die Stäbe so den Spruch, den die weissagenden Nornen den Menschen übergaben.
Buchen sollen nach alter Vorstellung auf Schlangen, die ihre Rinde berühren, tödliche Wirkung haben. Der Blitz meidet Buchen – das ist statistisch erwiesen. Wahrscheinlich liegt das an den Wurzeln dieses Baumes, die sich flach unter dem Boden ausbreiten.
Die Kelten haben die Hainbuche, die mit der Rotbuche nicht verwandt ist, in ihren Baumkreis aufgenommen. Die Hainbuche *(Caprinus betulus)* ist ein Haselgewächs, das das härteste europäische Nutzholz liefert. Die vom 4. bis 13. Juni oder vom 2. bis 11. Dezember Geborenen haben die Hainbuche als Baum. Ihnen wird nachgesagt, daß sie besonders stark um Loyalität bemüht sind.

Heilkraft

Verwendete Teile: Rinde, Holz, Sammelzeit: Februar bis März; Früchte, Sammelzeit: August bis Oktober; Blätter, Sammelzeit: Mai bis Juni

Wirkstoffe: Kreosotum im Holz, Gerbstoffe in der Rinde, fettes Öl in den Bucheckern

Buchenblättertee (ein Teelöffel auf eine Tasse kochendes Wasser) hilft, auf eine Kompresse gegeben, gegen Gerstenkörner am Auge. Den erkalteten Tee benutzen die Indianer Nordamerikas bei Verbrennungen oder warm bei Erfrierungen. Ein Tee aus Buchenrinde dagegen hilft bei Windpocken und Quaddelausschlag sowie Dermatitis. Die Buche gilt als Baum, der Hitze ableitet und kühlt. Hildegard von Bingen beschreibt die Buche als mögliches Heilmittel bei Fieber, Krämpfen und Gelbsucht.

Junge Buchenblätter und Früchte können aber auch Salaten beigegeben oder als Suppeneinlagen verwendet werden. Buchenlaub eignet sich wegen seines hohen Eiweißgehaltes und seiner Nährstoffe besonders gut zum Mulchen.

Buchen verbreiten eine erfrischende Klarheit und Kühle. Sie laden zum Umarmen ein und können helfen, Entscheidungen, für die ein kühler Kopf nötig ist, zu erleichtern.

Dr. Bach hat sowohl die Rotbuche als auch die Hainbuche als Essenz benutzt. Die Hainbuche, Hornbeam, soll Menschen, die durch Kopfarbeit einseitig belastet und erschöpft sind, zu Lebendigkeit und geistiger Frische verhelfen. Die Essenz wirkt wie eine erfrischende Dusche, die den Kopf wieder klar und die Wahrnehmung lebhafter macht. Rotbuchenessenz *(Fagus silvatica)*, Beech, wird Menschen empfohlen, die Dinge zu kritisch nach engen subjektiven Maßstäben beurteilen. Beech verhilft zu Toleranz und Mitgefühl, indem sie den Kontakt zum Selbst herstellen hilft und Freude und Heiterkeit zurückbringt.

Die Eberesche

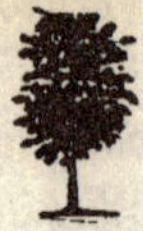

Sorbus aucuparia
Rosaceae, Familie der Rosengewächse

Ebereschen heißen auch »Vogelbeerbäume« und sind der Liebling der Amseln und Drosseln, die ihre Früchte picken und somit für die Verbreitung der Samen sorgen.
Ebereschen sind nicht mit Eschen verwandt, ihr Name bedeutet »falsche Esche«, denn die Blätter ähneln denen der Esche – sonst gibt es aber kaum Gemeinsamkeiten.
Die Eberesche ist ein anspruchsloser Baum, der in fast jedem Boden gedeiht und auch Großstadtluft verkraftet. Keltische Druiden pflanzten Ebereschen als »Bäume des Lebens« rund um Orakel- und Gerichtsplätze.

Vorkommen
Ebereschen sind in ganz Europa verbreitet, sie wachsen auch in Nordafrika, Nordamerika, Japan, Korea und Kleinasien.

Gestalt und Aussehen
Die Eberesche ist ein eher kleiner Baum, der bis zu 20 m hoch wird. Er hat eine lockere Krone mit unpaarig gefiedertem, in fünf bis acht Blättchen unterteiltem Blatt. Die Blattunterseite ist heller als die Oberseite und leicht behaart, die Blätter sind sattgrün. Im Mai bilden sich Doldenrispen mit kleinen weißgelben Blüten. Aus diesen entwickeln sich die scharlachroten Vogelbeeren im Spätsommer und Herbst.

Wissenswertes
Die Schönheit der Ebereschen hat unsere Vorfahren schon beeindruckt. Sie galten als Symbol des Wiedererwachens

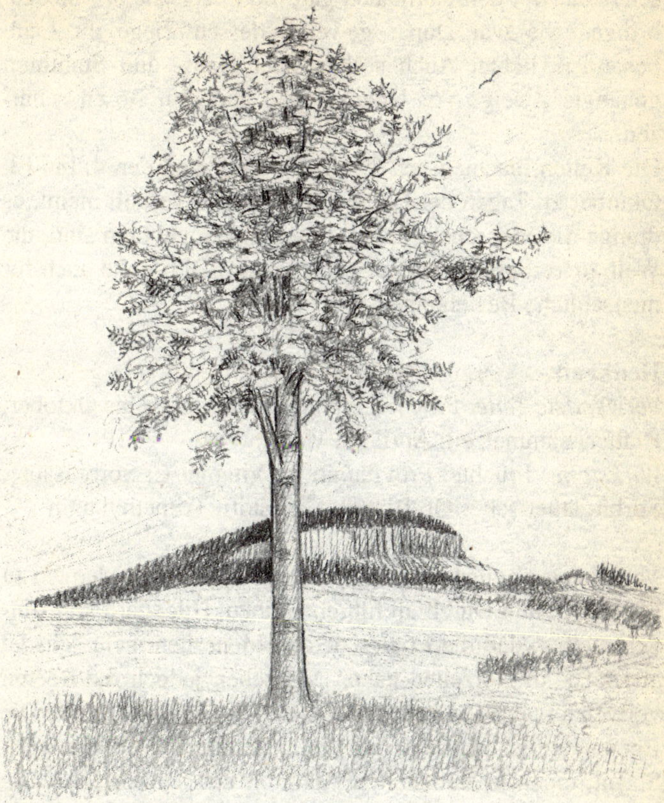

der Natur nach der Winterzeit. Die Druiden sprachen diesem Baum die Kraft zu, vor Unheil und bösem Zauber zu schützen. Bei den Germanen galt die Eberesche als Glücksbringer. Sie war Donar geweiht, dessen Ziege ihr Laub besonders liebte. Auch sollten über Haus- und Stalltüren gehängte Zweige vor Drachen und anderem Bösen schützen.

Die Kelten machten den 1. bis 10. April und den 4. bis 13. Oktober zu Tagen der Eberesche. Michael Vescoli meint, es dränge die Menschen, die in diesen Tagen geboren sind, die Welt zu verbessern und zu verschönern. Dies gelte auch für menschliche Beziehungen.

Heilkraft

Verwendete Teile: Früchte, Sammelzeit: August bis Oktober; Blätter, Sammelzeit: April bis Mai

Wirkstoffe: Früchte: Provitamin A, Vitamin C, Sorbinsäure, Sorbit, ätherisches Öl; Blätter: Gerbstoff, Trimethylamin

Vogelbeeren gelten als giftig, weil sie in größeren Mengen zu Erbrechen und Durchfall führen können. Hildegard von Bingen meinte, daß die Eberesche den Menschen mehr schadet als nützt. In Notzeiten haben Menschen jedoch die Beeren verwendet, als Mus gekocht und sich damit Gutes getan. Die Beeren enthalten nicht nur viel Vitamin C, sondern auch Sorbit, einen kristallisierten Alkohol, der bei der Rückführung von Glucose zu Fructose entsteht. Dieser hochwertige Zucker hat in der Diabetestherapie Bedeutung erlangt, weil er bei der Errechnung der Broteinheiten nicht mitgezählt zu werden braucht und die Blutzuckerwerte nicht erhöht. Sorbit regt auch die Gallenbildung an und wirkt abführend und entgiftend. Als künstlicher Süßstoff wird Sorbit inzwischen auch synthetisch hergestellt.

Die frisch gepflückten Blüten der Eberesche ergeben einen Tee, der bei starkem Husten oder Lungenentzündung getrunken werden kann. Ein gehäufter Teelöffel frischer Blüten wird mit kochendem Wasser überbrüht. Er muß 5 Minuten lang ziehen und kann dann mit Honig gesüßt werden.

Die Eibe

Taxus baccata
Taxaceae, Familie der Eibengewächse

Alle Völker, die Eiben kannten, machten sie zu einem heiligen Baum. Zu einem Baum, der mit dem Tod, aber auch mit dem ewigen Leben verknüpft ist, und der Weg zur Unterwelt ist mit Eiben gesäumt.

Vorkommen
Die Gattung immergrüner Nadelhölzer mit etwa acht Arten wächst auf der Nordhalbkugel in Mitteleuropa, Amerika, Afrika und Asien.

Gestalt und Aussehen
Eiben werden bis zu 15 m hoch und wachsen sehr langsam. Sie können 2000 Jahre alt werden und haben immergrüne, weiche Nadeln, die auf der Oberseite glänzen, auf der Unterseite matt sind. Die Eibe ist zweihäusig; d. h. es gibt männliche und weibliche Bäume, die im März oder April blühen. Die weiblichen Blüten sind grünlich und länglich, die männlichen kugelig und ebenfalls grün. Die Früchte haben einen knallroten, schleimigen Samenmantel und einen harten, sehr giftigen dunkelbraunen Kern.

Wissenswertes
Alle Teile des Baumes sind sehr giftig. Sie lähmen den Herzmuskel und können die Gebärmutter zusammenziehen. Eiben finden sich häufig auf Friedhöfen und Gräbern und haben den Charakter eines Totenbaumes, aber ebenso eines Mordbaumes, denn immer wieder wurden giftige Tränke aus

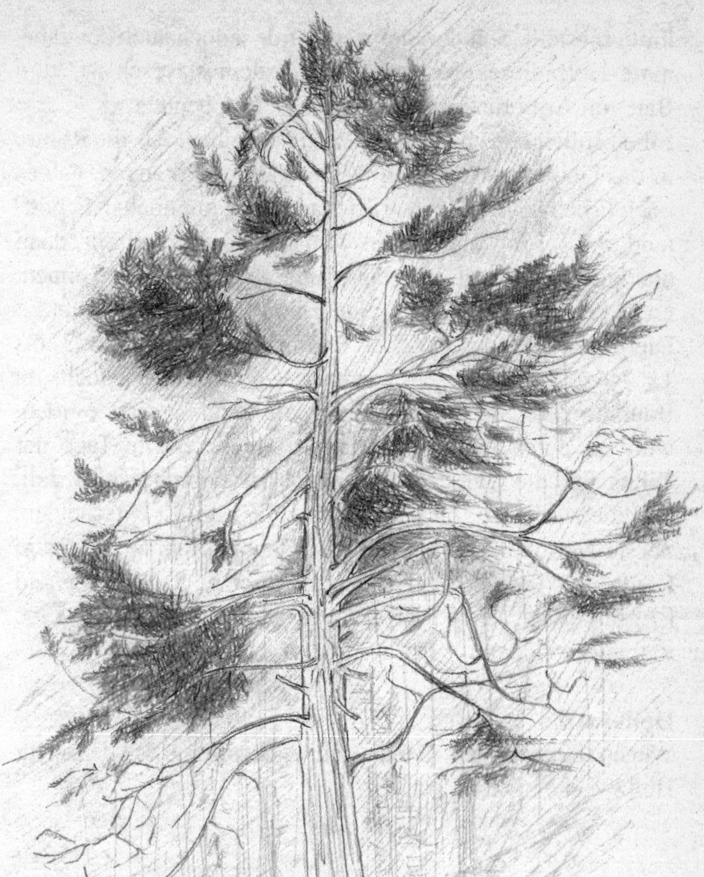

ihr hergestellt. Seit der Steinzeit wurde jedoch auch das zähe, harte Holz dieses Baumes, das trotzdem elastisch ist, zum Bau von Armbrüsten und anderen Waffen benutzt.
Eiben sollen Hexen und Dämonen vertreiben. Als die Römer in das Gebiet des heutigen Deutschlands eindrangen, gab es noch Eibenwälder. Heute trifft man solche nur noch in Schottland an. Bei uns sind Eiben vom Aussterben bedroht, denn die Samen liegen oft jahrelang in der Erde, bevor sie keimen, und es dauert 25 Jahre, bis eine Eibe zum erstenmal blüht.
Die geheimen Tage der Eibe sind bei den Kelten vom 3. bis 11. November gewesen. Michael Vescoli meint jedoch, im Baumkreis müsse die Eibe durch die Tanne ersetzt werden, weil sie deren Platz ursprünglich innehatte. Die Tage der Tanne sind die vom 2. bis 11. Januar und vom 5. bis 14. Juli, und die zu dieser Zeit Geborenen sollten selbst entscheiden, ob sie sich mehr zum Baum der Geburt (Tanne) oder zum Baum des Todes (Eibe) zugehörig fühlen. Spätzünder und langsam Wachsende werden sich wohl eher mit der Eibe verbunden fühlen.

Heilkraft

Wegen ihres hohen Gehalts an Gift kommt die Eibe für Heilzwecke nicht in Frage.

Die Eiche

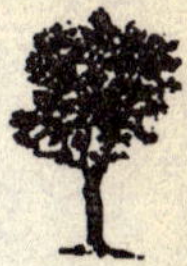

Quercus petraea, Wintereiche oder Traubeneiche;
Quercus robur, Sommereiche oder Stieleiche
Fagaceae, Familie der Buchengewächse

Eichen waren unseren Vorfahren und allen Völkern, die sie kannten, heilig. Die Griechen hörten im Rauschen der bis zu 250 000 Blätter eines Baumes Jupiter sprechen.
Die Germanen unterstellten den Baum Donar, dem Gewitter- und Kriegsgott – weshalb man den Bäumen bei Gewitter besser weichen soll. Donar liebt seine Eichen und bedenkt sie mit seinen Blitzen. In Eichen schlagen Blitze tatsächlich häufiger ein als in andere Bäume. Sie wachsen gern auf Kreuzungen von Wasseradern und haben lange Pfahlwurzeln. Aus diesem Grund pflanzte man sie auch selten in direkte Hausnähe.

Vorkommen
Eichen trifft man in ganz Europa an. Sie lieben tiefgründigen, humusreichen Boden.

Gestalt und Aussehen
Eichen können bis zu 40 m hoch werden und ein Alter von tausend Jahren erreichen. Ihre dunkle Rinde hat tiefe Risse. Die Blätter sind eiförmig eingebuchtet. Sie blüht Ende April bis Mai, allerdings erst, wenn sie mindestens 50 Jahre alt ist. Auf dem gleichen Baum wachsen die männlichen Kätzchen, während die weiblichen, gelben Blüten herunterhängen. Die bei Kindern und Wildschweinen sehr beliebten Früchte sehen wie kleine Eier im Becher aus.

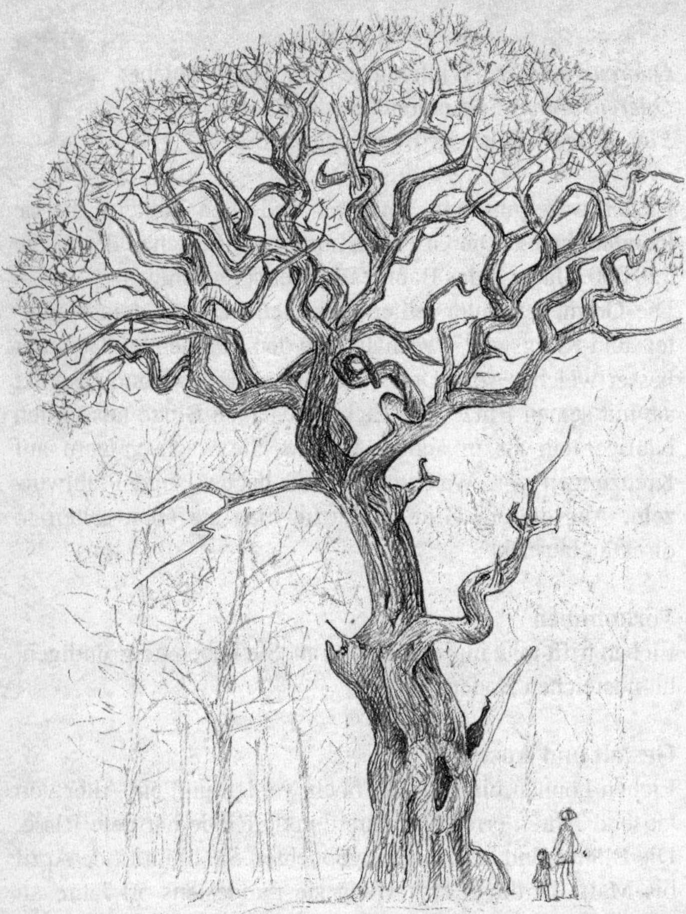

Wissenswertes

Nach griechischer Überlieferung war die Eiche der erste Baum, der erschaffen wurde. Ihm entsprangen die Menschen. Die Wurzeln der Eiche reichen bis in die Unterwelt. Noch im 8. Jahrhundert war halb Europa mit Eichenhainen bedeckt. Die Eiche galt als Baum des Mannes, der Stärke und der Ausdauer. Unter ihnen wurden Gerichtsurteile gefällt, aus ihrem Blätterrauschen geweissagt.

Aus dem keltischen Baumnamen *duir* ist das Wort »Druide« abgeleitet. Für die Druiden waren Misteln, die auf Eichen wachsen, das Heiligste überhaupt. Einmal im Jahr wurden sie mit goldenen Sicheln geschnitten und als Amulette das ganze Jahr über getragen.

Die Donareiche, das wichtigste Heiligtum der Chatten (Hessen), wurde 723 von Bonifatius gefällt. Auf diese Weise sollte mit dem Heidentum »aufgeräumt« werden. Im 18. Jahrhundert wurde die »deutsche Eiche« mit patriotischem Kult umgeben und für viele zum Wappenbaum. Freiheitsliebe und unbeugsamer Stolz werden Eichen wie Deutschen seither angedichtet.

Auf einer Eiche können 300 verschiedene Insektenarten leben, aber auch Eichhörnchen, Eichelhäher, der Eichenbock und die Eichengallwespe haben ihren Namen von ihrer Beziehung zur Eiche.

Die berühmteste Eiche Englands steht in Nottinghamshire. Es ist die ungefähr tausend Jahre alte Major Oak. Sie bezeichnet in Brikland Wood den Platz, wo Robin Hood sich mit seinen Mannen zu versammeln pflegte.

Eichenholz gilt als besonders wertvoll, weil es dauerhaft haltbar und resistent gegen Schädlinge ist.

In alten englischen Chroniken hat Frederik Hetmann Berichte gefunden, nach denen Eichen, die man fällte, Schreie und Stöhnen von sich gaben, so laut, daß man es meilenweit hören

konnte (vgl. Hetmann, S. 205). Dies stimmt mit den Aussagen moderner Holzfäller in den USA überein, die das Gefühl haben, die Bäume wollen sich an ihnen rächen: »Die versuchen immer wieder, uns alles heimzuzahlen. Ich mache meine Arbeit seit vielen Jahren. Der Wald hat ein langes Gedächtnis, besonders für Rache ...« (Kerner, S. 36).
Die Kelten bestimmten den 21. März zum Tag der Eiche. Wer an diesem Tag geboren ist, darf sich mit der Eiche vergleichen. Verfügen Sie nicht auch über unverwüstliche Lebens- und Durchhaltekraft? Mit der Eiche verbanden die Kelten die Kraft, sie selbst zu sein. Sie schlummert in jedem Menschen. Am Tag der Tagundnachtgleiche soll die Eiche daran erinnern, daß in uns ein Feuer entzündet wurde, das uns erlaubt, uns selbst zu finden, meint Michael Vescoli.

Heilkraft

Verwendete Teile: Rinde, Sammelzeit: März bis Mai; Blätter, Sammelzeit: Mai bis Juni; Früchte, Sammelzeit: September bis November
Wirkstoffe: Gerb- und Bitterstoffe

In Deutschland und England galten Eichen als Bäume mit großer Heilwirkung. Schon eine Eiche zu umschreiten war ein Mittel, von einer Krankheit zu genesen. Der Baum gab sie dann an den ersten Vogel weiter, der sich in seine Äste setzte.
Die Wirkung der Eichenrinde, -blätter und -früchte ist zusammenziehend, entzündungshemmend, blutstillend, stopfend und keimtötend. 1 Teelöffel Eichenblätter, mit einer Tasse kochendem Wasser überbrüht, soll bei Durchfall, zu starker Menstruation und Leberschwellung helfen. In der Homöopathie wird aus der frischen Rinde junger Zweige eine Essenz zubereitet, die bei Alkoholmißbrauch verordnet wird.

Die Indianer Nordamerikas verwendeten die rohe, zerstampfte Rinde als Kompresse bei Hämorrhoiden. Die gekochte Rinde diente als Tee gegen Durchfall. Sitzbäder aus 1 Teelöffel Eichenrinde, die mit 2 Tassen Wasser kalt übergossen und aufgekocht wird, sollen gegen Schweißfüße und Hämorrhoiden helfen.

Dr. Edward Bach empfiehlt Stieleichenessenz (Oak) zur allgemeinen Stärkung und zum Auftanken. Oak ist für Menschen notwendig, die vergessen haben, daß nicht nur Leistungen und Siege das Leben lebenswert machen. Es sind gerade die feineren, mehr spielerischen oder gefühlvollen Momente des Lebens, aus denen Kämpfer wieder Kraft für neue Taten schöpfen können. Wer Oak einnimmt, kann beobachten, wie der innere Druck weicht und die Energien reichlich und frei fließen.

Die Erle

Alnus glutinosa, Schwarz- oder Roterle;
Alnus incana, Weiß- oder Grauerle
Betulaceae, Familie der Birkengewächse

Sicherlich können Sie sich noch an *Erlkönig* erinnern, jenes schauerliche Gedicht von Goethe. Erlen sind Zauberbäume und »Kampfhexen«. In Irland war es lange verboten, Erlen zu fällen, und bis heute tut es kaum jemand. Wer möchte sich schon mit Geistern anlegen?
Die schwarzen Erlentrotteln, d. h. die winzigen Zapfen, die sich aus den weiblichen Blüten entwickeln, habe ich schon als Kind sehr gern gemocht. Sie waren ein allerliebstes Spielzeug und kein bißchen schauerlich.

Vorkommen
Die Erle wächst überwiegend in der nördlichen gemäßigten Zone: in feuchten Gegenden Europas und Westasiens sowie in Nordafrika.

Gestalt und Aussehen
Erlen sind relativ kleine, manchmal etwas hutzlig gewachsene Bäume, die 20 m (Weißerlen) bis 30 m (Schwarzerlen) hoch werden können. Sie haben dunkel- bis graugrüne Blätter, wobei die der Schwarzerle an der Spitze eingekerbt sind. Die Form ist rundlich. Die Weißerle hat spitz zulaufende Blätter mit neun bis zwölf behaarten Seitennerven.
Die Erle ist einhäusig. Die runden weiblichen Kätzchenblüten sind grün, die männlichen sind längliche »Trotteln«, die denen der Birke ähneln. Männliche Blüten haben auffällig rote Staubbeutel, weibliche rote Narben, so daß Erlen im Vorfrüh-

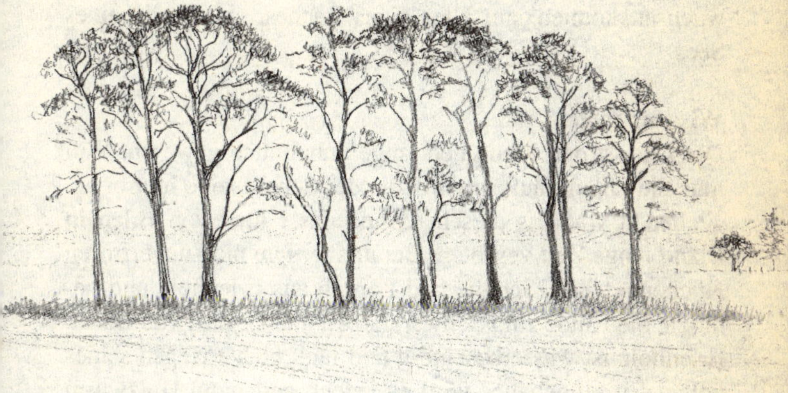

ling vor dem Blattaustrieb rot schimmernd blühen. Aus den weiblichen Blüten entwickeln sich kleine Zapfen, die im Winter verholzen. Zwischen ihren Schuppen befinden sich winzige Samen, die mit einer luftgefüllten Zellschicht ausgerüstet sind. Dies macht sie leicht – sie können fliegen und sind schwimmfähig, so daß sie, auf dem Wasser dahintreibend, nicht untergehen, sondern einem Platz zutreiben, an dem sie wachsen können: am Ufer eines Baches, am Rande eines Sees.

Wissenswertes

Die Erle ist den Menschen lange unheimlich gewesen. Will man sie fällen, läuft ihr Holz an der Schnittstelle blutrot an. Vielleicht war aus diesem Grund das Fällen von Erlen in Irland lange Zeit verboten. Bei uns fertigte man unverfroren Küchengeschirr, Schuhe und Leisten aus Erlenholz und benutzte die Rinde zum Schwarzfärben und Gerben von Leder. Erlenholz ist wasserbeständig und fault nicht. Wegen seines hohen Eiweißgehaltes wird es jedoch gern vom Holzwurm zerfressen.

Weil Erlen bevorzugt in Moorlandschaften wachsen, brachte man sie mit den dort lebenden Moorgeistern, Irrlichtern, Elfen, Erlkönigen, Nebelfeen und Wassergeistern in Verbindung. Hexen lebten dort, mit Haaren so rot wie das gefärbte Erlenholz.

Im Erlenbaum, nahe dem murmelnden Gewässer, lebt auch die Arle, Irle oder Else. Sie erscheint Wolfdietrich in der alten Sage am Feuer und erschreckt ihn mit ihrer schrecklichen Gestalt. Sie liebt ihn und möchte ihn zum Mann nehmen, was ihn zu Tode erschreckt und fast in den Wahnsinn treibt. Von ihrem alten Zauberbann getroffen, muß er ein halbes Jahr im Wald herumirren und wie ein Tier von Kraut und Wurzeln leben. So gepeinigt, willigt er endlich ein, sie zur Frau zu

nehmen. Er gelobt ihr Liebe und Treue, und sie führt ihn auf ein Schiff, mit dem sie an die Küste von Alt-Troja segeln. Dort, in einem zerklüfteten Gebirge, in dessen Mitte sich ein tiefer Brunnen befindet, stürzt sich die rauhe Else in den Brunnen, der von einer siedendheißen und einer eiskalten Quelle gespeist wird. Als sie wieder emportaucht, ist sie ganz und gar verwandelt. Wolfdietrich, nachdem er sich selber im Brunnen körperlich und geistig gereinigt hat und seine alte Gestalt wiedererhält, nimmt seine schöne und herrliche Braut glücklich in die Arme. Ach, wer da mitbaden könnte!
Die Erle ist auch das Symbol der Todesgöttin, sie symbolisiert die zerstörerische Kraft des Wassers, aber auch sein anderes Gesicht als lebensbringende und erneuernde Kraft.

Heilkraft
Verwendete Teile: Rinde, Blätter, Sammelzeit: März bis April
Wirkstoff: Gerbstoff

Erlenblätter und -rinde wirken zusammenziehend und entzündungswidrig. Aus den frischen Blättern bereitete man früher einen Brei, der als Auflage beim Abstillen diente.
Ein Abstilltee wird nach Susanne Fischer-Rizzi so hergestellt: Erlen-, Salbei- und Walnußblätter werden zu gleichen Teilen gemischt. 2 Teelöffel dieser Mischung werden mit kochendem Wasser überbrüht und nach fünfminütigem Ziehen abgegossen.
Gegen Halsentzündung kann mit einer Teemischung aus Erlenrinde, Bibernellwurzel und Eibischwurzel gegurgelt werden. Hierzu schabt man die Rinde junger Zweige ab, mischt sie zu gleichen Teilen mit den anderen Zutaten und kocht 2 Teelöffel mit einer Tasse Wasser auf, siebt nach 5 Minuten ab und gurgelt mit dieser Mischung.

Die Esche

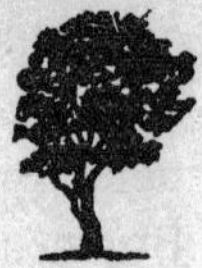

Fraxinus exelsior
Oleaceae, Familie der Ölbaumgewächse

»Eine Esche weiß ich, heißt Yggdrasil« – diese in der Edda (Völuspa, 19) beschriebene Esche ist der Weltenbaum in der nordischen Mythologie. Ihre drei Wurzeln reichen hinunter nach Asgard, zu den Göttern, ins Riesenland Jötunheim und in die Unterwelt Niflheim.
Dort wohnen am Brunnen die Nornen, die Schicksalsgöttinnen, die ihre Wurzeln bewässern und die Esche stärken. An den Blättern des Weltenbaums knabbern vier Hirsche und die Ziege Haidrun, auf seinem Wipfel thront ein riesiger Adler, an Yggdrasils Wurzeln aber nagen Schlangen und der Drache Nidhaggr. Das Eichhörnchen Ratatöskr (»Rattenzahn«) springt unaufhörlich zwischen den beiden hin und her und stiftet Unfrieden.

Vorkommen
Die Esche ist in den gemäßigten Zonen der nördlichen Halbkugel weit verbreitet.

Gestalt und Aussehen
Eschen wirken eindrucksvoll und kräftig und erreichen eine Höhe von bis zu 45 m. Sie gehören zu den höchsten europäischen Laubbäumen.
Aus den auffällig schwarzen samtenen Knospen, die an Rehhufe erinnern, entwickeln sich violette Blütenbüschel, wobei es Bäume mit männlichen, andere mit weiblichen und auch gemischtgeschlechtliche Bäume gibt. Sogar die einzelnen Blüten können zwittrig sein.
Nach der Blüte treiben gestielte Blätter mit sieben bis fünfzehn einzelnen Fiederblättchen aus. Diese sind leicht gezähnt.

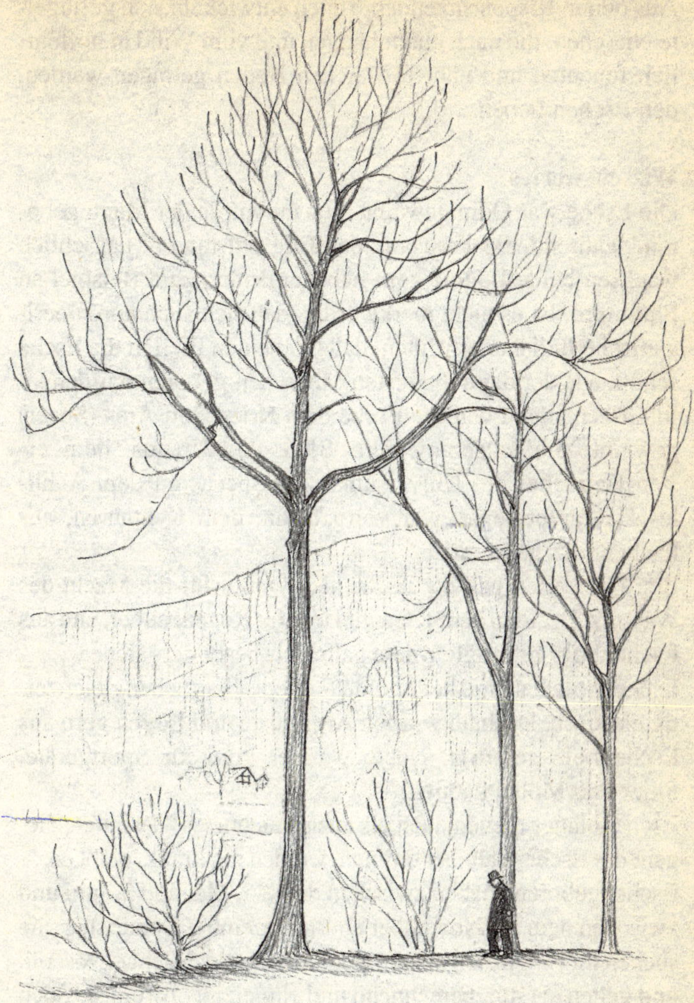

Aus den in Rispen sitzenden Blüten entwickeln sich geflügelte Nüßchen, die nach unten hängen und vom Wind in hoffentlich feuchten und nährstoffreichen Boden getragen werden, den Eschen lieben.

Wissenswertes

Die Esche war Odin geweiht. Aus ihr wurde der Mann geboren, während die Frau aus der Erle entstand – tatsächlich wachsen beide Bäume gern nebeneinander, zum Beispiel an Flußufern. Ist es nicht merkwürdig, daß sich auch nordamerikanische Indianer erzählten, daß Gott einen Pfeil in die Esche schoß, aus der dann die ersten Menschen geboren wurden?
In Griechenland war die Esche dem Kriegsgott Ares (Speer) geweiht. Sie entsprang dem Blute des Uranus, dem ersten Herrscher des Universums. Der Speer, mit dem Achilles Hektor besiegte, war von Chiron, dem Kentauren, aus Eschenholz geschnitzt.
Bei den Kelten galt die Esche als Symbol für die Macht des Wassers. Druiden benutzten ihr Holz für Regenzauber, und aus Eschenholz gefertigte Boote galten als besonders sicher.
Eschenholz hat eine hellbraune Farbe, ist hart, aber gleichzeitig elastisch. Deshalb wurden Armbrüste und Bögen gern aus Eschenholz gefertigt. Heute wird es gern für Sportgeräte, Skier und Möbel benutzt.
Eschenblätter dienen auch als ausgezeichnetes Tierfutter. Ziegen, die Eschenlaub bekommen, werden nie krank, heißt es.
Eschengeborene haben zwischen dem 25. Mai und 3. Juni und zwischen dem 22. November und 1. Dezember Geburtstag. Sie suchen ihr Heil in den oberen Regionen, meint Michael Vescoli, und gelten als stur, berechnend und ehrgeizig, obwohl sie doch nur nach Besserem und Höherem streben. Als wichtigste Ziele gelten: Identität, Freiheit und Unabhängigkeit. Angeblich sind Eschengeborene alles andere als autoritätshörig.

Heilkraft
Verwendete Teile: Rinde, Sammelzeit: April; Blätter, Sammelzeit: Mai bis Juni
Wirkstoffe: Fraxin, Quercitrin, ätherisches Öl, Mannit

Schon Hippokrates, der um 460 v. Chr. auf der griechischen Insel Kos lebte, erwähnt die Esche als harntreibendes und Abführmittel. Hierzu wurde die Rinde gekocht und als Tee getrunken. Diese Abkochung galt auch als Mittel gegen Bißwunden von Schlangen und Hunden.
René Anton Strassmann weist auf die fiebersenkende, steinlösende und Würmer vertreibende Wirkung der Esche hin. Er empfiehlt einen Tee aus Eschenblättern (1 Teelöffel pro Tasse) auch zur Blutreinigung, bei rheumatischen Erkrankungen und Verstopfung.
Susanne Fischer-Rizzi hat ebenfalls gute Erfahrungen mit Eschenrinde als Wundheilmittel gemacht. Sie empfiehlt auch die geflügelten Samen als Tee, wobei 2 Teelöffel kleingeschnittene Samen mit einer Tasse kurz aufgekocht und dann abgesiebt werden. Dieser Tee hat harntreibende und blutreinigende Wirkung.
Susanne Fischer-Rizzis Eschengeist-Rezept möchte ich an Sie weitergeben. Eschengeist wird zum Einreiben bei Hexenschuß, Gicht, Rheuma und Muskelkater hergestellt: Eschensamen mit Flügeln, Wacholderbeeren, Melissenblätter, Majoran, Pfefferminz- und Rainfarnblätter werden frisch oder getrocknet zu gleichen Teilen gemischt und in ein weithalsiges Glas gefüllt. Diese Mischung wird mit 70 Prozent Alkohol aufgegossen und drei Wochen lang an einen sonnigen Ort gestellt, gelegentlich geschüttelt, abgesiebt und dann in eine dunkle Flasche umgefüllt.

Der Feigenbaum

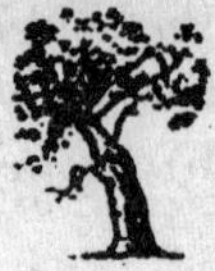

Ficus caica
Moraceae, Familie der Maulbeergewächse

Möglicherweise waren es Feigen, die Adam und Eva vom Baum der Erkenntnis pflückten. Sicher ist jedoch, daß sie die Blätter des Feigenbaumes benutzten, als sie erkannten, daß sie nackt waren und sich schämten. So wurde das Feigenblatt zum Symbol der Verlogenheit und des Versuchs, etwas zu vertuschen.
In vielen Kulturen der Welt gilt die Feige als Sexualsymbol. Die reife Frucht erinnert an eine Gebärmutter, die Fruchtbarkeit des Baumes spricht für sich.

Vorkommen
Südwesteuropa, Spanien und der Balkan sind die Heimat des Feigenbaums, er wächst aber auch als Parkbaum an milden Standorten. Der kleine Verwandte *Ficus benjamina* steht heute in vielen Wohnungen und Büroräumen. In den Tropen und Subtropen gedeihen 700 Feigenarten.

Gestalt und Aussehen
Der Feigenbaum hat auffällig große, drei- bis fünflappige feste Blätter, die einen grob gezähnten Rand haben. Der sommergrüne Baum wird bis zu 9 m hoch und ist zweihäusig. Die Blüten sind gelblichweiß und wachsen in einem krugförmigen Blütenboden. Sie werden von der winzigen Feigenwespe befruchtet. Die Früchte sind reif von dunkelvioletter oder auch gelber Farbe und mit den vielen kleinen Samen gefüllt, die wohl jeder von getrockneten Feigen her kennt. Bricht man versehentlich ein Blatt ab, tritt weißer Saft aus.

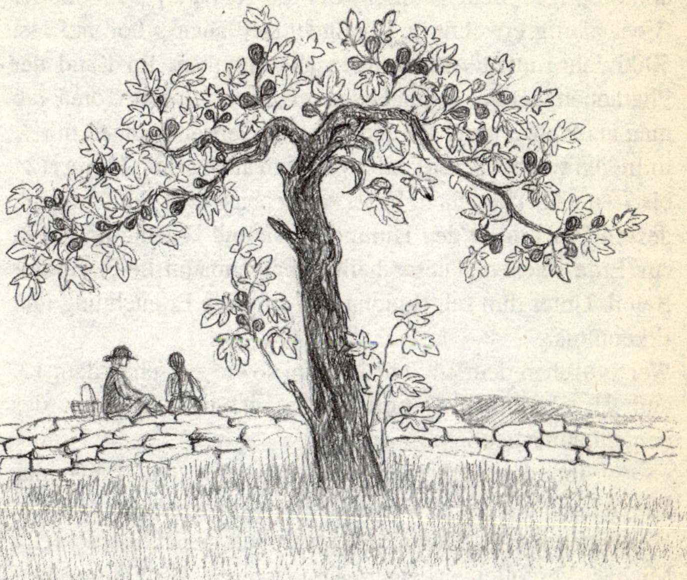

Dieser wird von Verwandten des Feigenbaums als Latex zur Herstellung von Naturgummi eingesetzt.

Wissenswertes

Die Früchte des Feigenbaums dienten Menschen schon früh als wichtiges Lebensmittel. Der Feigenbaum wird in der Bibel häufig erwähnt und befindet sich auch schon auf fast 5000 Jahre alten Abbildungen aus Ägypten. Im Land der Pharaonen war der Baum Isis und Hathor geweiht. Toten gab man als Wegzehrung für den Gang ins Jenseits Feigen mit.
In Indien wächst der »Pipal«, von dem auch schon Plinius (24 bis 79 n. Chr.) berichtet. Es ist ein Lebens- oder Weltenbaum, dessen Wurzeln in den Himmel, Äste und Früchte hingegen zur Erde reichen. Dieser heilige Feigenbaum heißt Bodhi-Baum. Unter ihm saß Buddha und empfing Erleuchtung und Erkenntnis.
Wer zwischen dem 14. und 23. Juni sowie zwischen dem 12. und 21. Dezember Geburtstag hat, ist in den Tagen des Feigenbaums geboren.
»Sorgt Ihre Feinfühligkeit nicht oft dafür, daß Ihnen das Leben bitter erscheint? Das eine ohne das andere gibt es nicht. Wer Bitteres erträgt, kann Süßes wahrhaft genießen«, schreibt Michael Vescoli über Feigenbaumgeborene. Weil diese Menschen in den kürzesten oder längsten Tagen geboren sind, fällt es ihnen wahrscheinlich schwer, das richtige Maß von Gefühl und Verstand, Stille und Hektik, Süße und Bitterkeit zu finden.

Heilkraft

Verwendete Teile: Früchte, Sammelzeit: je nach Standort August bis Oktober
Wirkstoffe: Invertzucker, Eiweiß, Fett, Kalzium, Phosphor, Eisen, Vitamin A, B, C, Säure, Schleim, Gummi

Feigen wirken abführend, aber auch blutreinigend und stärkend. In der Bibel wird berichtet, daß König Hiskia an einem Geschwür erkrankte. Jesaja riet dem König, ein Pflaster aus Feigen aufzulegen. Daraufhin wurde sein Leben um fünfzehn Jahre verlängert.

Auch Hildegard von Bingen benutzte Blätter und Rinde des Feigenbaumes, um daraus eine Salbe gegen verschiedenste Schmerzen zuzubereiten. Außerdem empfiehlt sie Feigen gegen Schwäche: »Wenn ein Kranker körperlich stark geschwächt ist, ist es für ihn gut, Feigen zu essen, weil er an Geistes- und Körperkräften heruntergekommen ist. Er esse davon, bis es ihm bessergeht, und dann soll er es wieder seinlassen« (Hertzka/Strehlow, S. 377).

René Anton Strassmann weist darauf hin, daß in der Feige das Enzym Cardina enthalten ist, das als vorbeugendes und akutes Mittel bei Wurmerkrankungen gilt. Auch bei Mund- und Zahnfleischentzündungen sowie Bronchialasthma empfiehlt er das Essen von Feigen. Der aus den Blättern austretende Saft läßt vernarbende Wunden schöner heilen.

Kurt Allgeier erwähnt in seinem Buch eine »Feigenbrühe gegen Angina«. Hierzu werden getrocknete Feigen in Wasser aufgekocht, und mit der so entstandenen Brühe wird gegurgelt.

Im 1. Jahrhundert n. Chr. empfahl der griechische Arzt Pedanios Dioskurides gekochte und zerstoßene Feigen, die dann wie ein Pflaster auf eine Geschwulst gelegt werden. Auf diese Weise würden die Geschwülste aufgeweicht, vor allem wenn die Mischung noch mit zerstoßener Veilchenwurz oder Kalk vermischt wird.

Sehr lecker wird auf jeden Fall die »Mumien-Kraftspeise« sein, die dem amerikanischen Sensitiven, Visionär und Heiler Edgar Cayce (1877 bis 1945) im Traum als Rezept mitgegeben wurde. Dieses Gericht soll frische Kräfte bringen und

innerlich ausgeglichen machen: Frische Datteln und die gleiche Menge getrocknete Feigen werden zerkleinert und in einen Topf gegeben. Man gießt so viel Wasser hinzu, daß die Früchte nicht ganz bedeckt sind. Über diese Mischung wird ein wenig Maismehl oder geschroteter Weizen gestreut, dann wird alles eine Viertelstunde bei kleiner Flamme gekocht, häufig umgerührt und gegessen.
Frische Feigen werden zur Stärkung der Nieren empfohlen, weil sie die Harnleiter erweichen und öffnen. Der Feigenbaum stärkt und kühlt nervöse Menschen. Als Paradiesbaum lädt er uns ein, bei ihm Ruhe und Geborgenheit zu finden.

Die Fichte

Picea abies
Pinaceae, Familie der Kieferngewächse

Mehr als ein Drittel aller Wälder der Bundesrepublik besteht aus Fichten. Dabei wurde schon in den dreißiger Jahren gedichtet:

> Wo der Förster hat gefichtet,
> da wird die Natur vernichtet.

Fichten wachsen schnell und sind anspruchslos, deshalb wurden sie lange in Monokultur angebaut. Solche von Menschen bestimmten und angepflanzten Wälder wirken trostlos und tot, weil das natürliche Gleichgewicht fehlt. Hierdurch werden die Bäume anfällig für Krankheiten. Die ursprüngliche Heimat der Fichte ist das Mittel- und Hochgebirge, wo sie in freier Lage ihre Individualität entfalten kann.

Vorkommen
Die ursprünglich im europäischen Hoch- und Mittelgebirge heimische Fichte wächst überwiegend in Monokulturen in ganz Europa.

Gestalt und Aussehen
Fichten gehören zu den längsten europäischen Bäumen und können eine Größe von 70 m erreichen. Sie haben eine rotbraune, glatte Rinde, weswegen sie manchmal auch als »Rottanne« bezeichnet werden.
Die Nadeln der Fichte sind vierkantig spitz und glänzend grün. Im April und Mai blühen weibliche rötliche Kerzen und

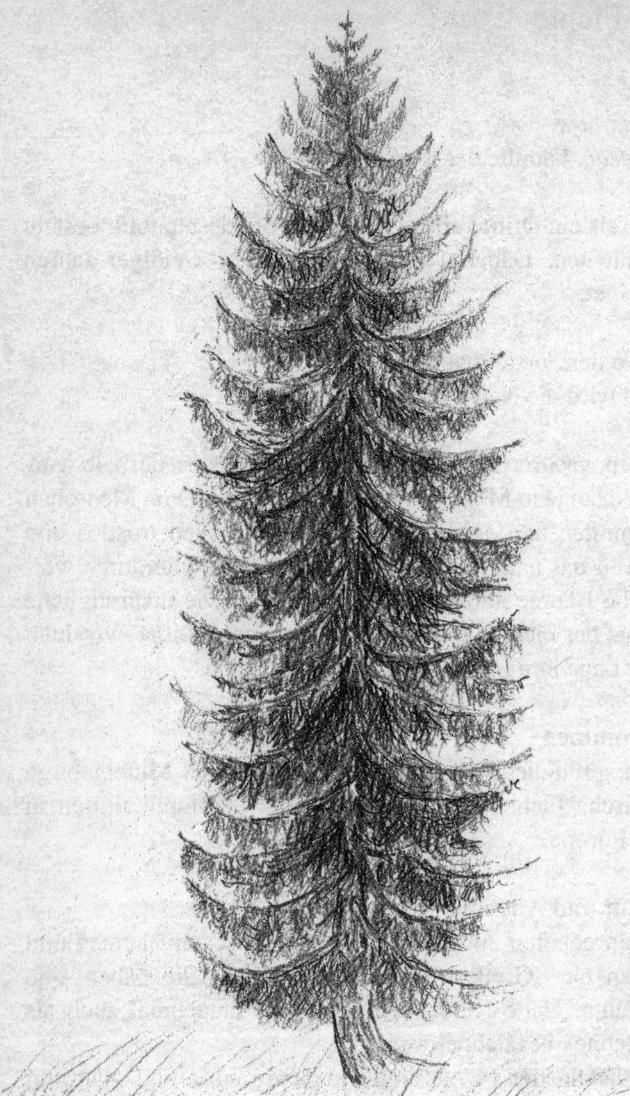

männliche grüne Zapfen, die an einem Baum hängen. Die reifen Zapfen wirft die Fichte im Gegensatz zur Tanne im Herbst ab.

Wissenswertes

Wer die Fichte richtig kennenlernen will, sollte sie an einem ihr gemäßen Standort im Mittel- und Hochgebirge besuchen. Hier kann man noch erkennen, welch majestätischer Baum die Fichte ist.

Viele berühmte Geigenbauer suchten lange und sorgfältig in den Bergen nach Fichten, als Klangholz für ihre außergewöhnlich guten Geigen. Hierzu wurden die Stämme mit der Axt beklopft und belauscht. Stradivari, Amati und Bergonzi taten dies. Unseren Vorfahren war die Fichte ein Schutzbaum. Sie sollte Menschen Krankheit abnehmen und verkörperte das weibliche Element als Lebens- und Mutterbaum.

In Gebirgsgegenden war der Maibaum eine Fichte. Auch das Baumheiligtum der Germanen, die Irminsäule, war eine Fichte. Sie wurde im Rahmen der Christianisierung gefällt. Die Griechen weihten die Fichte Poseidon, dem griechischen Gott des Meeres, denn ihr langer Stamm lieferte die längsten Schiffsmasten.

Der Klabautermann, der auf Schiffen seine Streiche spielt, soll eigentlich ein Baumgeist sein, der durch den Fichtenmast aufs Meer gelangt.

Heilkraft

Verwendete Teile: junge Triebe, Sammelzeit: April bis Mai
Wirkstoffe: ätherisches Öl, Vitamin C, Ameisensäure, Wachs u. a.

Die Heilkraft der Fichte liegt in ihrer Luftreinigungskraft. Ein einziger Baum kann bis zu 7000 l Sauerstoff täglich

herstellen. Soviel verbrauchen etwa fünfzig Menschen pro Tag.
Als Heilmittel war die Fichte schon Hildegard von Bingen (1098 bis 1179) und Paracelsus (1494 bis 1541) bekannt. Sie wurde bei Gicht, Rheuma, Erkältung und Husten verordnet. Fichtenhonig schmeckt nicht nur besonders gut, sondern hilft ebenfalls bei Husten, Grippe und Erkältung.
Fichtensprossen sollte man, genau wie alle anderen Baumteile, nur mit Erlaubnis des Försters sammeln. Das ätherische Öl sibirischer Fichtennadeln ist dagegen im Handel erhältlich und kann problemlos zu Heilzwecken benutzt werden.

Die Haselnuß

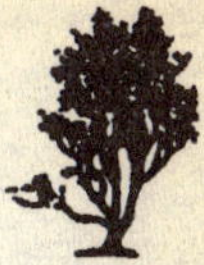

Coryllus avellana
Corylaceae, Familie der Haselnußgewächse

Der Haselnußstrauch kam vor rund 8000 Jahren zu uns. Damals war es wärmer und trockener als heute, und genau dieses Klima war optimal für den Strauch, der nun das ganze Gebiet des heutigen Deutschland zu begrünen begann. Später durfte nach keltischer Tradition dieser Strauch in keinem Bauerngarten fehlen. Die köstlichen Nüsse schmeckten auch schon unseren Vorfahren in der Jungsteinzeit.

Vorkommen
Der Haselnußstrauch wächst auf der Nordhalbkugel: in ganz Europa, Westasien, Nordafrika und Nordamerika.

Gestalt und Aussehen
Der Haselnußstrauch kann bis zu 12 m hoch werden und bildet eine buschige, breite Krone. Die dunkelgrünen, fast herzförmigen Blätter sind beidseitig behaart und am Rand doppelt gesägt. Die Haselnuß ist einhäusig. Die weiblichen Blüten sind kleine Knospen mit roten Stempeln, die männlichen hängende »Trotteln«, die hellgelb blühen.
In der Türkei kann die Haselnuß ein richtiger Baum von 25 m Höhe und einem bis zu 2 m dicken Stammumfang werden.

Wissenswertes
Über die Haselnuß gibt es unzählige Sagen und Märchen, und auch die Kelten haben sie in ihr Baumalphabet aufgenom men.
Die elastischen, gut biegsamen Äste des Haselnußstrauches

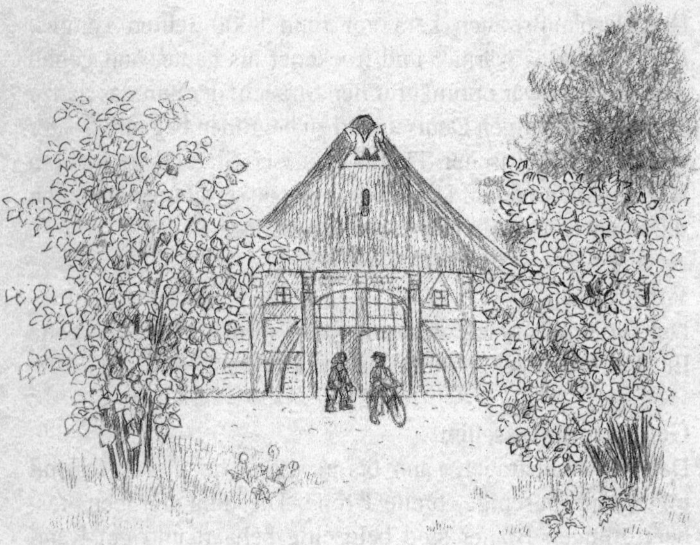

wurden schon vor tausend Jahren – und bis heute – als Wünschelruten benutzt. Hierzu sollte man eine dreijährige Gabelrute mit einem Feuerstein abschneiden. Mit Hilfe der Wünschelrute sucht man Wasseradern und positive und negative Energiefelder. Im Volk war schon immer bekannt, daß das Holz der Haselnuß ein ganz ausgezeichneter Leiter für Energieströme ist. Durch sein Schwingen zeigt es Kraftfelder an. Ein Haselnußstrauch, am Haus gepflanzt, zieht Erdstrahlen an und wirkt wie ein Blitzableiter.
Nach einer Sage hängen am Haselnußstrauch silberne Schlüssel, mit denen man Schatztruhen öffnen kann. Ganz sicher ist es kein Zufall, daß Aschenputtel die wunderschönen Kleider, in denen sie mit dem Königssohn tanzte, von dem Haselstrauch erhielt, den sie selbst auf das Grab ihrer Mutter gepflanzt hatte.
Die Haselnuß vermag Menschen reich zu beschenken. Nicht nur durch ihre eiweiß- und ölhaltigen Nüsse, die bis heute ein begehrtes Nahrungsmittel darstellen. Haselnußsträucher sollen auch bedeutsame Träume schenken, wenn man unter ihnen einschläft.
Bei den Kelten galt die Haselnuß als »Gefäß des Wissens«. Der Strauch war der weißen Göttin geweiht, deren Dienst neun Priesterinnen ausführten. Haselnüsse galten als Symbol der Fruchtbarkeit und der sexuellen Kraft. Daher auch der Spruch: »Wenn es im Herbst viele Haselnüsse gibt, werden im kommenden Jahr viele Kinder geboren.« Hildegard von Bingen nennt den Haselstrauch ein »Sinnbild der Wollust«.
Haselnußgeborene haben zwischen dem 22. und 31. März sowie dem 24. September und 3. Oktober Geburtstag. Wie die Haselnuß eine besondere Beziehung zur Zahl Neun hat – sie trägt nämlich erst im neunten Jahr Früchte –, so soll auch für Haselnußgeborene diese Zahl von Bedeutung sein. Und sei es nur, um sie daran zu erinnern, daß Entwicklungen Zeit brau-

chen. Haselnußgeborene haben einen Hang zum Neuen und Außergewöhnlichen und, so meint Michael Vescoli, sollten dabei das Bewährte nicht aus den Augen verlieren.
Die Haselnuß ist eine sogenannte Pionierpflanze; d. h., sie bereitet den Boden für andere Pflanzen vor. So sollen auch Haselnußgeborene den Boden für Neues vorbereiten, Mißstände bekämpfen, sich aber dabei hüten, zuviel Kraft auf Konkurrenzdenken zu verschwenden.

Heilkraft

Verwendete Teile: Nüsse, Sammelzeit: September bis Oktober; Blätter, Sammelzeit: März bis Mai; Kätzchen, Sammelzeit: Februar bis März; Rinde junger Zweige, Sammelzeit: April

Wirkstoffe: Nüsse: Öl, Protein, Kalium, Kalzium; Phosphor, Magnesium, Eisen, Vitamin A, B, C; Blätter: ätherisches Öl, Gerbstoff; Kätzchen: Flavonoide, ätherisches Öl; Rinde: Gerbstoff

Blätter und Rinde der Haselnuß wirken zusammenziehend und gefäßverengend, außerdem blutstillend und fiebersenkend. Offiziell sind diese Mittel jedoch nicht bekannt.
Haselnußöl wird als Massageöl besonders in der Schwangerschaft empfohlen, weil es die Haut nährt und mit Feuchtigkeit versorgt. Es mischt sich gut mit ätherischem Öl, und natürlich kann man es auch für Salate verwenden.
René Anton Strassmann schreibt der Haselnuß eine jugendliche und fröhliche Wirkung zu. Außerdem wirke sie klärend auf Körper und Geist.

Der Holunder

Sambucus nigra
Caprifoliaceae, Familie der Geißblattgewächse

Frau Holle gab dem Holunder, ihrem Lieblingsbaum, seinen Namen. Als beschützender Hausgeist wohnt sie in diesem Strauch, den man deshalb oft neben Häusern und in vielen Bauerngärten findet. »Holle« kommt von *huld* oder *hold*. Sie war den Menschen wohlgesinnt, beschützte ihr Leben wie das der Tiere und Pflanzen. Sie konnte Krankheiten heilen – ganz wie der Holunder, der zu den bekanntesten Heilpflanzen gehört.

Vorkommen
Der Holunder ist in ganz Europa verbreitet. Er wächst in Hecken, an Waldesrändern und liebt halbschattige Plätze mit feuchtem Boden.

Gestalt und Aussehen
Der Holunder ist ein strauchähnlicher Baum mit krummen Ästen, der bis zu 10 m hoch werden kann. Seine länglich ovalen dunkelgrünen Blätter sind unpaarig gefiedert und haben fünf bis sieben Teilblättchen.
Der flache, hellgelbe Blütenstand ist eine Trugdolde. Sie duftet stark aromatisch. Aus den Blüten entwickeln sich die dunkelvioletten Holunderbeeren.

Wissenswertes
Seit Jahrtausenden begleitet der Holunder unsere Vorfahren. Schon in der Steinzeit wurde gekochter Holunder verzehrt. »Vor dem Holunder mußt du den Hut ziehen«, lautete ein

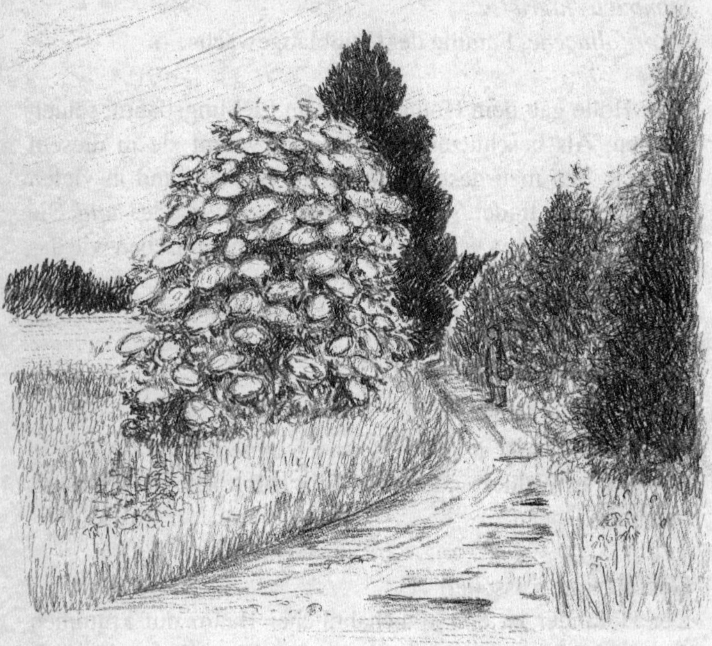

bekannter Spruch, denn dieser Baum wurde verehrt. Unter dem Holunderbaum beerdigten unsere Vorfahren ihre Toten, mit Holunderzweigen schützte man sich vor dem »bösen Blick«. Im Garten vertreibt er Wühl- und Feldmäuse, wenn man seine Blätter in deren Gänge stopft.
Selbstverständlich wagte niemand, Holunderbäume zu fällen oder gar zu verbrennen. War er doch der Wohnort der Göttin.
Noch im 17. und 18. Jahrhundert bat man den Baum um Verzeihung. Susanne Fischer-Rizzi beschreibt folgenden Brauch aus Schlesien: »Bevor man etwas Holz vom Holunderstrauch bricht, muß man die Hände falten, niederknien und den Strauch bitten: Frau Elhorn, gib mir was von deinem Holz, denn ich will dir von meinem auch was geben, wenn es wächst im Walde.«
Die Germanen verehrten im Holunder eine Göttin, die Quellen und Brunnen liebte. Wer zu ihr gelangen wollte, mußte zuerst einen Brunnen durchtauchen, wie es auch im Märchen von Frau Holle beschrieben ist.

Heilkraft

Verwendete Teile: Blüten, Sammelzeit: Mai bis Juni; Beeren, Sammelzeit: August bis September; Rinde; Wurzel
Wirkstoffe: Blüten: ätherisches Öl; Beeren: glycosidhaltige Droge, Fruchtsäure, Vitamine; Rinde: Saponin, Enzym Emulin

Der römische Schriftsteller Plinius der Ältere (24 bis 79 n. Chr.) beschreibt die Anwendung von Beeren, Blättern und Wurzeln des Holunder als wassertreibendes Mittel.
Johann Künzle, der berühmte Kräuterpfarrer (1857 bis 1945), rühmt den Holunder als »herrliche Gottesgabe« von großer Heil- und Nährkraft: »Die Wurzeln ergeben einen Trunk, der

unschätzbar ist für Wassersüchtige und Korpulente, die wieder schlank werden möchten. Tee von Bastrinde räumt mit schlechten Magensäften gründlich auf. Holunderblätter geben uns den einfachsten und besten Blutreinigungstee. Auflagen frischer, gequetschter Holunderblätter heilen Geschwüre an Fingern. Holunderblüten treiben den Schweiß und sind unschätzbar für Rheumatiker sowie bei Grippe und Erkältungen ...« (zitiert nach Allgeier, S. 75).
Holunderholz kann man auch Vieh, das unter Blähungen leidet, zum Beißen geben. Frische oder getrocknete Holunderbeeren in kleinen Mengen (5 bis 6 Beeren) wirken entwässernd und entgiftend.
Aus Holunderbeeren lassen sich Saft, Mus und Marmelade herstellen, die die Abwehrkräfte des Körpers steigern. Holundersuppe mit Grießklößchen ist ein Lieblingsessen fast aller Kinder. Hierzu wird der Saft mit Maisstärke aufgekocht und angedickt, mit Honig, Ahornsirup oder Zucker gesüßt und mit Grießklößchen oder Grießbrei serviert.
Aus Holunderblüten läßt sich eine vitaminreiche Limonade herstellen. Dazu legt man mehrere Blütendolden in ein großes Glas und übergießt sie mit Mineralwasser, deckt das Ganze ab und stellt es 4 Tage an einen sonnigen Ort. Danach in Flaschen umfüllen und kühlen.
Holunderblütentee eignet sich hervorragend gegen Erkältung und Grippe. Hierzu werden 2 Teelöffel frische oder getrocknete Blüten mit einer Tasse kochendem Wasser überbrüht.
Holundermilch wird aus 2 Tassen kalter Milch und 2 Blütendolden angesetzt und aufgekocht. Nach 5 Minuten absieben und mit Honig und Vanille würzen.
Holunderblättertee gilt nach Allgeier als Antistreßtee und als Mittel zur Regulierung des Zuckerhaushaltes bei Diabetikern. Hierzu soll man 2 Teelöffel zerkleinerte Holunderblätter in ¼ l kaltem Wasser aufkochen und gleich absieben. Diesen

Tee sollte man schluckweise über den Tag verteilt bei Altersdiabetes trinken.
Ins Badewasser gegossen, regt dieser Tee die Durchblutung der Unterleibsorgane an. René Anton Strassmann weist darauf hin, daß der Holundersaft als Zusatztherapie bei Krebs empfohlen wird. Der blaue Farbstoff verändert die Atmung der Zellen.

Die Kiefer

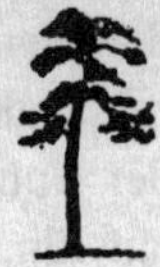

Pinus silvestris
Pinaceae, Familie der Kieferngewächse

Kiefern, auch Föhren genannt, gehören zu den Urbäumen, die schon vor Jahrtausenden unsere Erde bewaldeten. Sie sind anspruchslos und gedeihen sowohl vereinzelt als auch in Gruppen und Wäldern, auf sandigem Boden und sogar auf Felsen. Vielleicht hat die Kiefer aufgrund ihrer Genügsamkeit, Ausdauer und Stärke den Beinamen »Mutter der Weisheit« erhalten.

Vorkommen
In ganz Europa und darüber hinaus »vom Nordpol bis zum Äquator« wachsen Kiefern.

Gestalt und Aussehen
Als Windblütler streckt sich die Kiefer auf einem bis zu 30 m hohen Stamm, der unten keine Äste hat, mit schirmartig geöffneter Krone dem Wind entgegen. Die blaugrünen, langen Nadeln wachsen in Zweierbüscheln aus einer dünnen graubraunen Scheide. Die Zapfen der Kiefer sind eiförmig rund, der Stamm ist von braunroter Farbe.
Es dauert 30 Jahre, bis eine Kiefer (bei uns im Mai) zum erstenmal blüht.

Wissenswertes
Die Kelten nannten die Kiefer »Feuerbaum«. Nicht nur wegen ihres rötlichen Stammes, sondern vor allem weil die Späne ihres harzreichen Holzes vorzüglich brennen und als »Kienspan« und Fackel benutzt wurden.

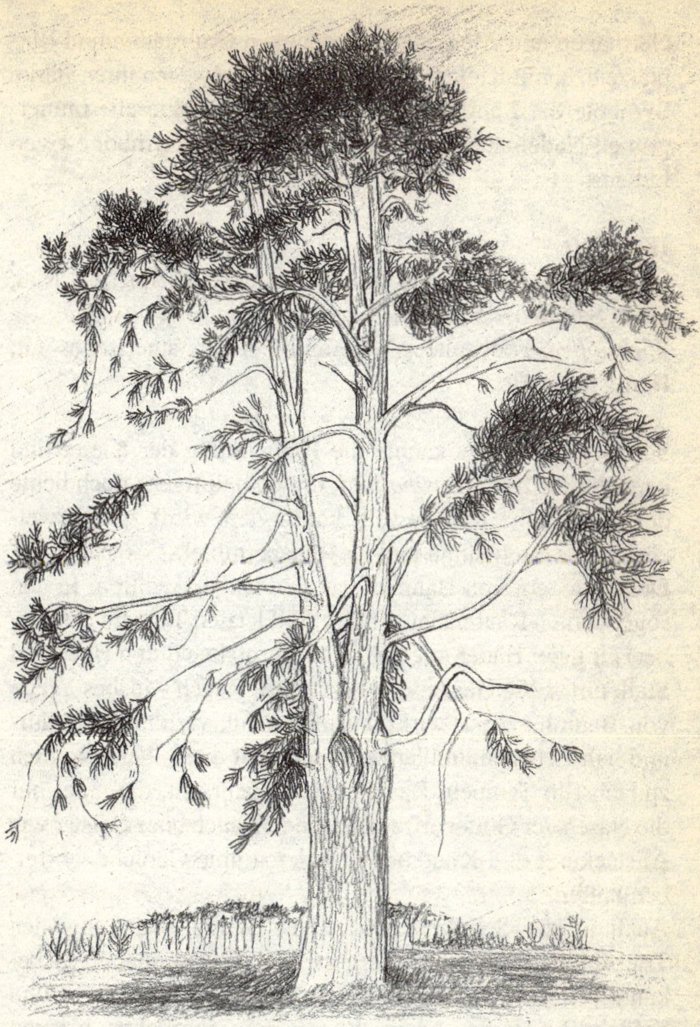

Germanen und Alemannen umsäumten Grabstätten und Ratplätze u. a. mit Kiefern. Diese Bäume sind wegen ihrer Stärke Symbole der Langlebigkeit und Ausdauer. Wie alle immergrünen Nadelbäume gilt auch die Kiefer als Symbol ewigen Lebens.

Heilkraft

Verwendete Teile: Triebspitzen, Sammelzeit: April bis Mai; Harz, Sammelzeit: ganzjährig

Wirkstoffe: Triebspitzen: Vitamin-C-reich, ätherisches Öl; Harz: Terpentin

Schon Hippokrates kannte die Heilwirkung der Kiefer und benutzte ihr Harz *(Resina pini*, mit dem übrigens noch heute der griechische Retsinawein konserviert wird) zum Erweichen von Geschwüren und als Räuchermittel.

Das Räuchern von Bäumen hat eine lange Tradition. In den sogenannten Rauhnächten (die zwölf letzten Tage im Dezember) ging der Bauer mit einer Räucherpfanne durch Haus und Stall, um »böse Geister« zu vertreiben. Rauch – insbesondere von Baumharzen – wirkt desinfizierend, verhindert Fäulnis und hält Lebensmittel länger frisch. Auf diese Weise wurden zunächst in Tempeln Rauchopfer dargebracht, die nicht nur die Nasen der Götter erfreuten, sondern auch böse Geister wie Ansteckung und Krankheit und deren üble Gerüche vertreiben halfen.

Auch in der Schulmedizin ist die Wirkung des aus den Triebspitzen der Kiefer hergestellten Sirups oder Tees bekannt. Hierzu werden 100 g in 1 l Wasser gegeben und aufgekocht. René Anton Strassmann empfiehlt, hiervon 1 bis 2 Tassen, über den Tag verteilt, zu trinken. Er hilft bei Husten und Bronchitis wegen seiner keimtötenden und schleimlösenden Eigenschaften. Auch Nieren- oder Blasenentzündungen werden seit dem 12. Jahrhundert mit diesem wassertreibenden Tee behandelt. Der französische Arzt und Aromatherapeut Dr. Jean Valnet empfiehlt, den Heiltee aus frischen Zapfen herzustellen. Hierzu werden 20 bis 50 g auf 1 l Wasser verteilt und aufgekocht. 3 Tassen täglich lindern alle Beschwerden der Atemwege, Grippe sowie Beschwerden des Harntraktes.

Bei Rheuma und Durchblutungsstörungen sollte man 200 g Triebspitzen auf 1 l Wasser abkochen und dem Badewasser zufügen.

Weil das Sammeln von Kieferntriebspitzen für Laien problematisch ist (in Städten sind Bäume mit Schadstoffen belastet und dürfen – wie auch auf dem Land – nicht noch zusätzlich geschwächt werden) und nur in Absprache mit einem Förster erfolgen darf, empfehle ich die Anwendung von Essenzen aus der Aromatherapie. Erhältlich ist das ätherische Öl der Meerkiefer *(Pinus pineaster)* sowie der hochwirksamen Latschenkiefer *(Pinus montana)*. Diese ätherischen Öle wirken antiseptisch, keimtötend, entzündungswidrig, schleimlösend und durchblutungsfördernd. Bei Erkältung, Schnupfen und Bronchitis hilft die Inhalation (nach Wahl gemeinsam mit Eukalyptus, Cajeput, Myrte und Zitrone). Hierdurch werden auch die körpereigenen Abwehrkräfte gestärkt.

In der Duftlampe wirkt Kiefernöl keimtötend und stärkend, es reinigt die Luft. Gibt man Latschenkiefern- oder Meerkiefernöl in ein pflanzliches Basisöl (z. B. Mandelöl, Weizenkeimöl oder Jojoba), kann man entsprechende Körperteile bei Gicht, Rheuma und Durchblutungsstörungen damit einmassieren. Hierzu benötigt man 5 bis 10 Tropfen Kiefernöl auf 5 Eßlöffel Pflanzenöl. Auch ins Badewasser gegeben, wirkt das ätherische Öl der Kiefer aufbauend, allgemein stärkend und energiespendend. In Erkältungs- und Streßzeiten gebe ich 5 Tropfen Kiefernöl mit 5 Tropfen Zitronenöl in die

Badewanne, um mich danach wieder frisch und munter zu fühlen.
In Zuständen psychischer Erschöpfung, geringer Belastbarkeit und auch bei Übererregung empfiehlt sich ein stärkendes Bad mit Kiefernöl oder eine Massage mit 5 Tropfen Latschenkiefernöl auf 5 Eßlöffel Pflanzenöl. Je nach Stimmungslage würde ich dieser Mischung noch 5 Tropfen Neroli (Orangenblütenöl) oder Orange hinzufügen (gegen Depression und schlechte Stimmung) oder 5 Tropfen Lavendel zur Beruhigung.
In die Duftlampe gegeben, hilft es, »böse Geister« in Form von Zank, Streit und Vorwürfen zu vertreiben. Dr. Bach empfiehlt seine Kiefernessenz (die kein ätherisches Öl ist, vgl. das Kapitel »Bach-Blütenessenzen«) bei starken Schuldgefühlen, gepaart mit Müdigkeit und Kraftlosigkeit, sowie bei fehlender Lebensfreude.
Allgemein wird der Kiefer eine enge Beziehung zur Seele des Menschen nachgesagt. Ich selber habe mich in der Umgebung der Großstadt Berlin unter den dort zahlreich wachsenden Kiefern sehr getröstet gefühlt.
Traurige, melancholische und wehmütige Menschen sollen sich bei Kiefern besonders geborgen fühlen. Ich empfehle Ihnen, auf einem Spaziergang bewußt auf die Bäume Ihrer Umgebung zu achten. Vielleicht fühlen Sie sich dabei zu einer Kiefer hingezogen. Wählen Sie eine Tageszeit, in der Sie ungestört mit »Ihrem« Baum zusammensein können. Betrachten Sie die Kiefer zunächst mit Abstand, so daß sie ihre ganze Gestalt wahrnehmen können. Lassen Sie sich Zeit dabei. Richten Sie Ihre ganze Aufmerksamkeit auf den Baum. Was beobachten Sie? Was fällt Ihnen auf? Wie wirkt der Baum auf Sie? Wie empfinden Sie den Stamm, wie die Krone? Welche Bilder steigen in Ihnen auf? Wiederholen Sie diese Wahrnehmungsübungen nach einigen Minuten, und

prüfen Sie, was Sie beim erstenmal nicht wahrgenommen haben.
Vielleicht haben Sie Lust, näherzutreten und Ihren Baum zu umarmen. Sie können Ihren Kopf oder die Hände an seinen Stamm legen. Hat Ihnen dieser Baum etwas zu sagen? Wußten Sie, daß alle Lebewesen Energien aussenden und daß die Kommunikation von Baum zu Baum bewiesene Tatsache ist?
Stellen Sie sich für einen Moment vor, Sie wären die Kiefer. Fühlen Sie, wie sich Ihre Füße als Wurzeln in der Erde festhalten und wie Ihr Körper zu einem Stamm mit mächtiger Krone wird ...
Vielleicht mögen Sie sich unter die Kiefer setzen oder stellen und einfach tief durchatmen. Sie werden spüren, wie sich die Lungen reinigen und der Sauerstofftransport verbessert wird. Bleiben Sie bei Ihrer Kiefer, solange Sie es brauchen, und bedanken Sie sich auf Ihre Art für die Anteilnahme, die Sie gespürt haben.
Auch wenn Sie kein außergewöhnliches Erlebnis hatten, ist der Besuch eines Baumes Ihrer Wahl heilsam.
Vielleicht haben Sie Lust, Ihren Baum zu malen oder ihm ein Gedicht zu widmen?
Nach dem keltischen Baumkreis sind Kieferngeborene zwischen dem 24. August und 8. September zur Welt gekommen. Diese Menschen sollen vorsichtig, vorausschauend, vorsorglich und fleißig sein. Sie zeigen ebensoviel Interesse für sich selbst wie für andere und sind ausgesprochene Praktiker.

Die Kastanie

Die Kastanie

Wie trägt sie bloß
ihr hartes Los
in Straßenhitze und Gestank?
Und niemals Urlaub, keinen Dank!

Bedenk, Gott prüft sie ja nicht nur,
er gab ihr auch die Roßnatur.

Karl Heinrich Waggerl

Aesculus hippocastanum, Roßkastanie;
Castanea sativa, echte oder Eßkastanie
Hippocastanaceae, Familie der Roßkastaniengewächse;
Fagaceae, Familie der Buchengewächse
(Eßkastanie)

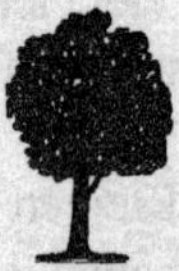

Kastanien sind Bäume der Kraft, Lieblinge der Kinder. Wenn sie im Herbst ihre stachligen, blitzblanken Früchte respektlos auf die Dächer parkender Autos prasseln lassen, waren sie mir in Berlin am liebsten. Kastanien sind frech, kraftstrotzend und ein bißchen großkotzig. Auch deshalb passen sie gut in die Stadt.
Mit ihrer klaren Schönheit und ihren stolzen Blüten haben sie mich jeden Mai verzaubert und getröstet und in heißen Sommern mit ihren üppigen Schatten köstlich gekühlt. An einen Kastanienbaum aus seiner Kindheit erinnert sich Hermann Hesse in dem Gedicht »Traum« (Hesse, S. 39):

Es ist immer derselbe Traum.
Ein rotblühender Kastanienbaum,
Ein Garten voll von Sommerflor,
Einsam ein altes Haus davor.

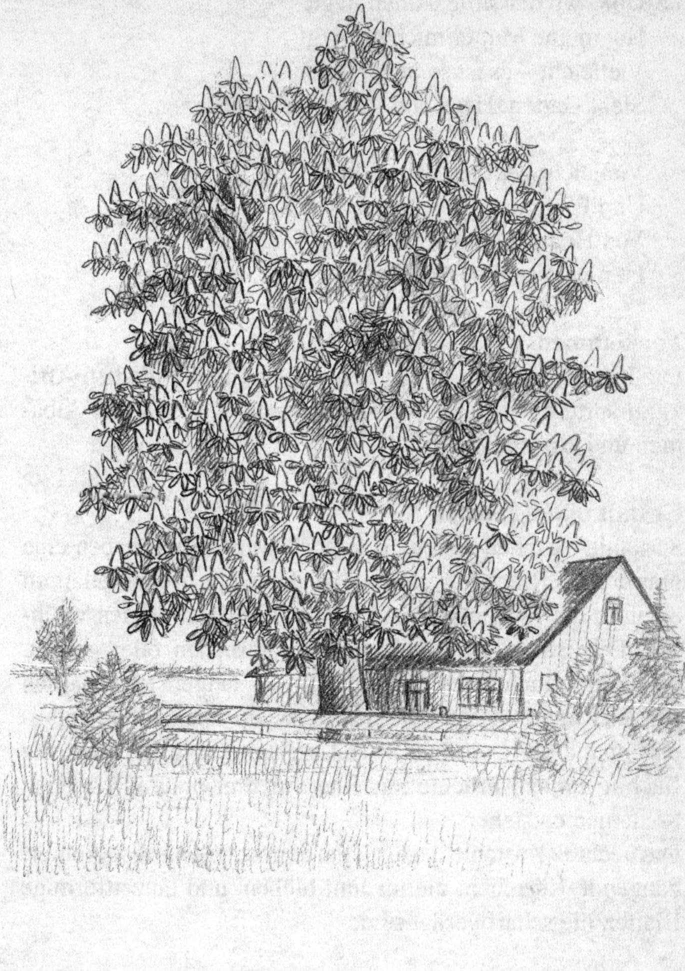

Dort, wo der stille Garten liegt,
Hat meine Mutter mich gewiegt;
Vielleicht – es ist so lange her –
Steht Garten, Haus und Baum nicht mehr.

Vielleicht geht jetzt ein Wiesenweg
Und Pflug und Egge drüberweg,
Von Heimat, Garten, Haus und Baum
Ist nichts geblieben als mein Traum.

Vorkommen

Die Kastanie wächst in ganz Europa und im nördlichen Afrika; ursprünglich stammt die europäische Kastanie aus Albanien und Griechenland.

Gestalt und Aussehen

Kastanien können bis zu 30 m hoch werden und haben eine graubraune Rinde. Die Krone ist dicht mit großen Blättern belaubt, die fünffingrig sind und an kräftigen Stielen wachsen. Die Blüten sind weiß, mit rosafarbenen oder gelben, manchmal auch roten Tupfern, die an langen Rispen (den Kerzen) wachsen. An einer Rispe stehen männliche, weibliche und auch zwittrige Blüten zusammen, aus denen die stachlig-runden Früchte mit einer bis drei braunglänzenden Kastanien entstehen.
Die »echte« Kastanie dagegen hat dünne, fadenartig herunterhängende Kätzchen, die im Juni blühen, und lanzettförmige Blätter, die scharf gesägt sind.

Wissenswertes

Die Kastanie lebt noch nicht lange bei uns. 1576 wurde in Wien zum erstenmal eine Kastanie aus Samen gezogen, die aus den östlichen Balkanländern stammten.

Sie war der Lieblingsbaum des »Sonnenkönigs« Ludwig XIV. (1638 bis 1715), der viele Schloßgärten und Alleen mit ihr bepflanzen ließ. Möglicherweise hat er den Baum durch seine aus Österreich stammende Mutter Anna kennengelernt. Weil viele Fürsten dem König nicht nachstehen wollten, kam dieser Baum bald groß in Mode. Er ist ja auch wirklich majestätisch.
Heutzutage trifft man den Kastanienbaum recht häufig in Biergärten an, wo es sich in seinem Schatten so vorzüglich genießen läßt.
Im Wald sind die reifen Früchte für Tiere ein Genuß, während die Früchte der Eßkastanie, die Maronen, sogar bei menschlichen Feinschmeckern begehrt sind. Aber auch normale Kastanien sollen genießbar sein, wenn man sie, wie René Anton Strassmann beschreibt, über Nacht in Milchwasser einweicht, am Morgen abgießt, in frischem Wasser aufkocht, trocknet und röstet.
Die Indianer Nordamerikas legten die Früchte zum gleichen Zweck für einen Tag in ein mit heißen Steinen gefülltes Erdloch, das mit heißer Asche und Ästen abgedeckt wurde. Danach, so berichtet Susanne Fischer-Rizzi, wurden die Kastanien herausgenommen, geschält und kleingeschnitten. Jetzt zerstampfte man sie in einem Mörser und wässerte sie 4 Tage lang unter fließendem Wasser. Die so entstandene breiige Masse wurde auf einen Korbteller gestrichen und an der Sonne getrocknet.
Susanne Fischer-Rizzi führt den Namen »Roßkastanie« auf die Tatsache zurück, daß zerschnittene Kastanien ein gutes Heilmittel für Pferde seien, die an Dämpfigkeit und Husten litten. Auch Kleintiere sollte man hin und wieder gehackte Kastanien anbieten.
Michael Vescoli dagegen führt an, daß das Wort *ross* in der alten indogermanischen Sprache »falsch, unecht« bedeute.

Die Kelten hätten die echte und edle Kastanie vorgezogen und diese in ihren Baumkreis aufgenommen. Zudem sei ihr Holz für Schnitzereien und Möbel bestens geeignet, weil es von Würmern gemieden werde und Farbe gut annehme. Nun – die Kelten werden die Roßkastanie gar nicht gekannt haben!
Als Tage der Kastanie wählten sie den 15. bis 24. Mai sowie den 12. bis 21. November. Kastaniengeborene sollen angeblich unbeirrt an der einmal eingeschlagenen Richtung festhalten und als starrsinnig gelten, weil sie lieber einen Irrtum durchziehen, als sich selbst untreu zu werden. Wenn sie ihre Wahrheit jedoch in Humor verpacken, wird ihr Starrsinn geheilt.
Eine Kastanie in der Hosentasche gilt als Talisman, weil ihr Heilkraft zugeschrieben wird. Im *Ulysses* von James Joyce trägt der Held Leopold Bloom ebenfalls eine Kastanie bei sich. Ich tue es auch – die glänzenden Früchte gefallen mir einfach zu gut.

Heilkraft

Verwendete Teile: Samen, Sammelzeit: Herbst; Rinde, Sammelzeit: März bis April oder Oktober bis November
Wirkstoffe: Aesculinsaponin, Aesculin, Aescin, Flavone

Die Stoffe der Roßkastanie wirken zusammenziehend, gefäßdichtend, venendruckerhöhend, blutstillend und als Sonnenschutz. Die Hauptwirkstoffe sind heute bekannt und bestätigen die volksheilkundliche Anwendung. Aesculin und Aescin kommen vor allem in der Rinde junger Kastanienzweige vor. Will man diese Stoffe sichtbar machen, schabt man von einem jungen Kastanienzweig die Rinde ab, zerkleinert sie und gießt die Mischung in einem Glas mit Wasser auf. Hält man dieses Gefäß jetzt unter eine starke Lampe, schimmert die Oberfläche wunderschön meergrün.

Dieses sichtbar gemachte Aesculin wirkt anregend auf den Stoffwechsel und fördert die Durchblutung. Außerdem bindet es die ultraviolette Strahlung und kann daher als Sonnenschutzmittel dienen. Aesculin hat eine stark gewebeentwässernde Wirkung und verhindert Wasseransammlung im Körper.
Aescin ist ein Seifenstoff (Saponin). Wer sich ein Bad mit Kastanienfrüchten zubereitet, kann über den Schaum staunen, der sich auf der Wasseroberfläche bildet. Traditionell verwendet man Saponinpflanzen zur Schleimlösung bei Husten und Bronchitis.
Ein weiterer Wirkstoff sind die Flavone, gelbe Farbstoffe des Zellsafts. Sie befestigen Adernwände und fördern die Durchblutung der feinsten Blutgefäße. Daher ist die Kastanie eines der wichtigsten Venenheilmittel. Sie hilft bei Stauungen in den Venen, Krampfadern und Pfortaderstau. Bei arteriellen Durchblutungsstörungen ist sie wegen ihrer durchblutungsfördernden Wirkung ebenfalls angezeigt. Für einen Tee aus Kastanienrinde benötigt man 1 Teelöffel Rinde, der mit einer Tasse kochendem Wasser überbrüht 10 Minuten ziehen muß.
Für ein Bad sollte man 250 g Rinde auf 1 l Wasser abkochen und dem Bad zusetzen. Auch aus den Blüten läßt sich ein Tee zubereiten, der den Husten löst. Hierzu überbrüht man 1 Teelöffel getrocknete Blüten mit einer Tasse Wasser, die man 10 Minuten ziehen läßt. Für ein Bad mit Kastanienfrüchten zerschneidet man ½ Eimer voll Kastanien und weicht sie über Nacht in Wasser ein. Diese Mischung wird am Morgen aufgekocht, abgesiebt und dem Badewasser zugefügt. Sie hilft bei Rheuma, Gicht und Durchblutungsstörungen.
In der Homöopathie werden die reifen, geschälten Kastanienfrüchte zu einer Essenz verarbeitet, die zur Heilung von

Hämorrhoiden, Stauungen im Unterleib und Leberschwellung verwendet wird.
Dr. Edward Bach stellte aus der Kastanie gleich vier Essenzen für die Therapie her:

- Chestnut Bud, die Knospen der Roßkastanie *(Aesculus hippocastanum)*, wird Menschen empfohlen, die immer wieder die gleichen Fehler machen und entsprechend langsam dazulernen. Die Knospenessenz verhilft, neue Erfahrungen zu machen und die innere Gedankenwelt mit der materiellen Realität zu koordinieren.
- White Chestnut, die Blütenessenz der Roßkastanie, dagegen verhilft Menschen zu geistiger Ruhe und Unterscheidungsfähigkeit sowie innerem Frieden. Dr. Bach empfiehlt sie Menschen, die Opfer ihres übermächtigen Kopfes sind und von unerwünschten Gedanken und Bildern gequält werden.
- Red Chestnut, die rotblühende kleinere Form der Roßkastanie *(Aesculus carnea)*, ist mit dem Potential der Fürsorge und Nächstenliebe verbunden. Die Essenz wird Menschen empfohlen, die für ihre Lieben leiden, die überbesorgt und ängstlich sind, wenn es um andere geht. Red Chestnut verhilft, in Notfällen die Übersicht zu behalten und auf andere Menschen positive Gedanken der Sicherheit zu übertragen.
- Sweet Chestnut, die Eßkastanie *(Castanea sativa)*, ist mit dem Prinzip der Erlösung verbunden. Sie ist für Menschen gedacht, die keine Hoffnung mehr haben und ihre Lage als ausweglos betrachten. Die Essenz soll helfen, wie Phönix aus der Asche zu steigen und nach einer dunklen Nacht den Tag wieder zu erblicken.

Der Kirschbaum

Prunus avium
Rosaceae, Familie der Rosengewächse

Bis heute sind Kirschzweige einer weiblichen Gottheit geweiht: Als »Barbarazweige« sollen sie am 4. Dezember – von einem jungen Mädchen geschnitten – im Zimmer in eine Vase gestellt werden. Wenn sie Weihnachten blühen, ist dies ein sehr gutes Vorzeichen für das kommende Jahr.

Vorkommen
Der Kirschbaum wächst auf der nördlichen Halbkugel – in Europa, Asien und Amerika.

Gestalt und Aussehen
Weit leuchten die Kirschbäume im Frühling mit ihren schneeweißen Blüten. Der stattliche Baum kann bis zu 30 m hoch werden und hat eiförmige, dunkelgrüne, feste Blätter. Die Rinde des Baumes ist rötlich und löst sich in Streifen vom Baum. Kirschen sind einhäusig und können bis zu 300 Jahre als werden.

Wissenswertes
Kirschen als Früchte wurden schon in der Jungsteinzeit genossen. Die kultivierten Süßkirschen kamen mit den Römern über die Alpen zu uns. Diese brachten sie uns aus Kleinasien mit. Der Kirschbaum gilt als weiblicher, mit dem Mond verbundener Baum. Auf ihm hausen Geister, die weiße oder grünliche Schleier tragen und im Mondlicht tanzen. Zur Zeit der Baumblüte – und natürlich bei Vollmond – tanzen Elfen um ihn herum.

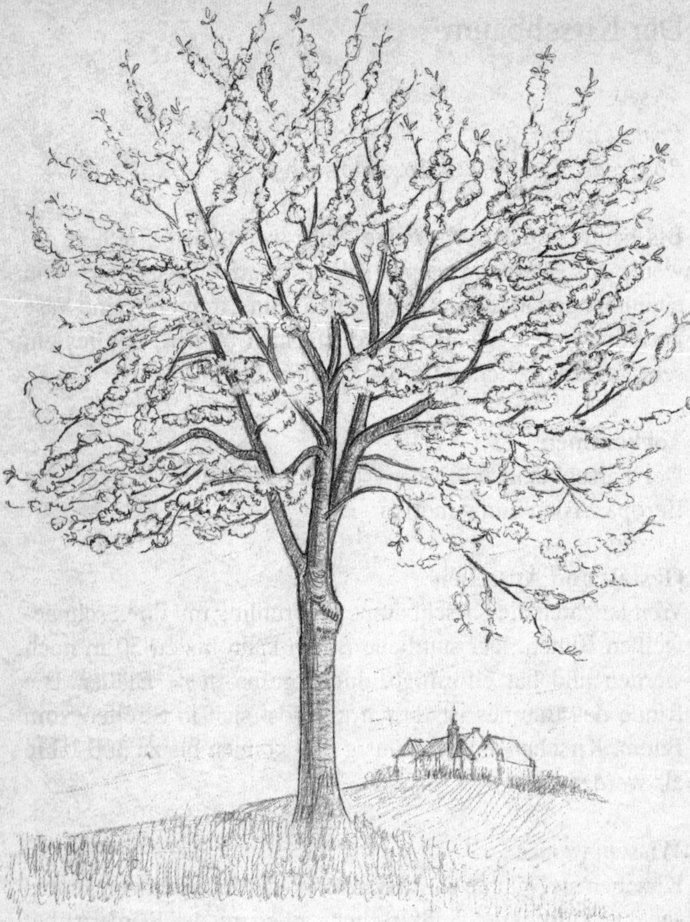

Die Kirsche ist sehr symbolträchtig. Sie ist eine Frucht der Sünde und Verführung, aber auch Ausdruck von Schönheit, Fruchtbarkeit, Geburt und Freude. Kirschbäume wurden häufig zur Geburt eines Mädchens gepflanzt; gedeiht der Baum, gedeiht auch das Kind. Als Opfergaben waren Kirschen in Fruchtbarkeitsritualen anzutreffen. Dabei werden die Früchte der Mutter Erde übergeben, verbunden mit dem Wunsch nach gesunden und schönen Nachkommen. Auf den Kirschbaum konnte man auch Krankheiten übertragen. Dazu wurde die Rinde aufgeschnitten und darunter ein Ausscheidungsprodukt des Erkrankten eingepflanzt. Besonders Herz- und Erkältungskrankheiten konnte man auf diese Weise loswerden.

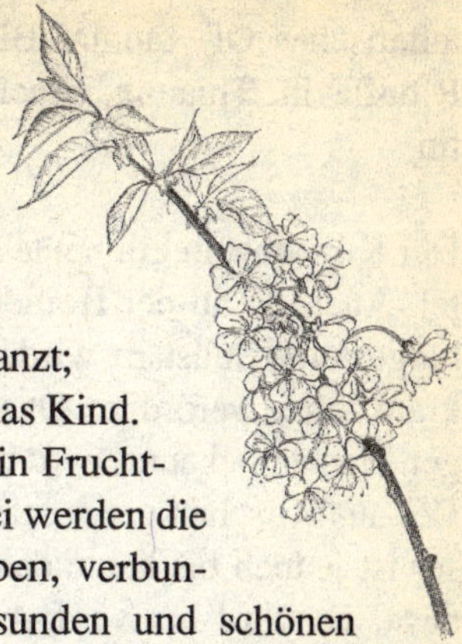

In Japan ist der Kirschbaum bis heute so etwas wie ein nationales Heiligtum. Das Kirschblütenfest mit seiner tausendjährigen Tradition gehört zu den bedeutendsten des Jahres. Die Kirschen selber sind längst nicht so begehrt wie das Bewundern der blühenden Bäume. Daher wurden in Japan auch viele Zierkirschenarten gezüchtet.
Das gelb-braune Holz des Kirschbaumes wird gern zu Musikinstrumenten verarbeitet. Möbel aus Kirschbaumholz strahlen eine ansteckende Lebendigkeit aus. Mit der Rinde läßt sich Wolle und Seide mausgrau bis dunkelbraun färben.

Heilkraft

Verwendete Teile: Stengel, Sammelzeit: Juni bis Juli; Rinde, Sammelzeit: April bis Mai; Blätter, Sammelzeit: Mai bis Juni; Früchte, Sammelzeit: Juni bis Juli

Wirkstoffe: Stengel: Gerbstoff; Rinde: Amygdalin, Harz,

ätherisches Öl, Tannin; Blätter: Cumaringlycosid; Früchte: Riboflavin, Thiamin, Niacin, Vitamin C, Mineralsalze, Pektin

Der Kirschbaum gilt heute nicht mehr als offizielles Heilmittel. Auch die in der Homöopathie aus den frischen Blättern hergestellte Substanz wird nur noch selten gegen Erkältungskrankheiten verordnet. Das Harz, einst als »Katzengold« gegen Husten bekannt, wird heute nicht mehr gebraucht.
Der aus Kirschen gebrannte Kirschgeist oder das Kirschwasser ist jedoch bis heute das »Allheilmittel des kleinen Mannes«. Es wird bei verdorbenem Magen getrunken und bei Muskelschmerz äußerlich eingerieben. Es gilt als Desinfektionsmittel und hilft gegen Schwäche.
Frischer, unbehandelter Kirschsaft wird noch in vielen Familien als Hausrezept gegen fiebrige Infektionen und Herzbeschwerden getrunken. Kirschen verhindern Blähungen und befreien so das bedrängte Herz.
Frische reife Sauerkirschen sind ein ideales Obst für Diabetiker, weil sie die Blutzuckerwerte nur unerheblich beeinflussen.
Kirschenstieltee wird bei Bronchitis empfohlen. Hierzu wird 1 Teelöffel Stiele mit einer Tasse Wasser überbrüht. Nach 2 Minuten abgießen und 2 Tassen täglich trinken.
Kirschkerne kann man getrocknet in ein Leintuch nähen und sich so ein gefülltes Kirschsteinkissen selber herstellen. Wenn man es im Backofen erwärmt, kann man es als wohltuende wärmende Auflage ähnlich wie ein Heizkissen benutzen.

Die Lärche

Larix decidua
Pinaceae, Familie der Kieferngewächse

Die Lärche ist ein bunter Baum. Im Frühling strahlen ihre zartgrünen Nadeln, danach können wir ihre purpurroten Blüten bewundern. Sattgrün scheinen die Nadeln im Sommer, und goldgelb wirft sie sie im November ab. Lärchen lieben Licht und klare Höhenluft, sie sind keine Großstadtbäume.

Vorkommen
Ursprünglich war die Lärche ein Baum des Hochgebirges, der Alpen und Karpaten, heute ist sie jedoch in ganz Europa bis in den Norden verbreitet. Sie kann bis zu einer Höhe von 2000 m gedeihen und wächst auch in Asien und Amerika.

Gestalt und Aussehen
An den in Büscheln gebündelten Nadeln und ihren auffälligen Farben ist die Lärche leicht von anderen Bäumen zu unterscheiden. Sie kann je nach Standort 30 bis 50 m hoch werden.
Im März und April blühen männliche und weibliche Blüten auf einem Baum. Die männlichen sind gelbe hängende Kätzchen, die weiblichen erst rote, dann grüne und schließlich braune kleine Zapfen.
Die Rinde des Baumes ist rötlichgrau, feinrissig und schuppig, bei alten Bäume tief gefurcht. Lärchen gehören zu den schnellwüchsigen Bäumen.

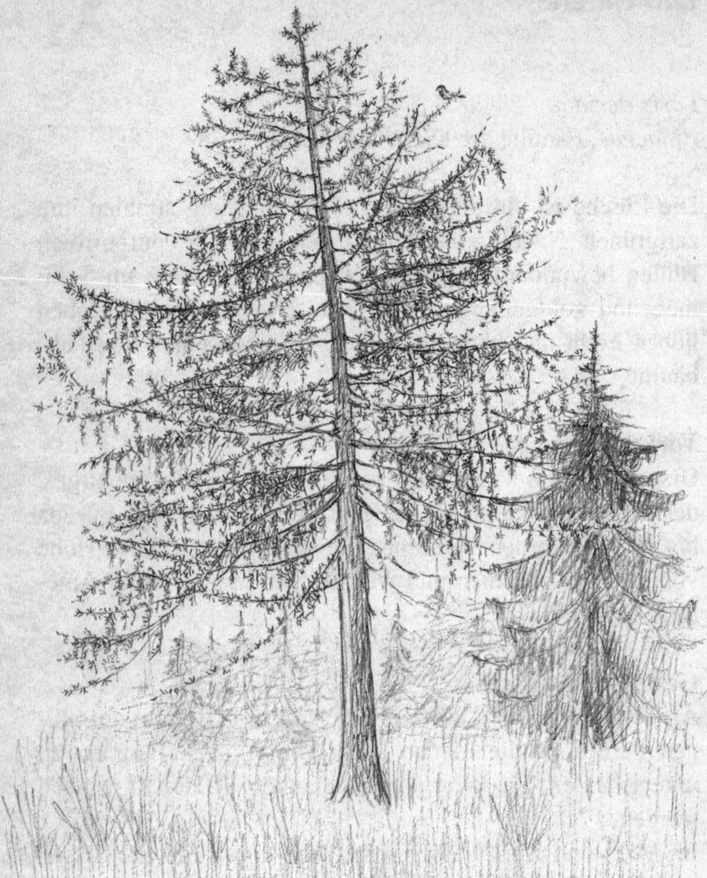

Wissenswertes

Lärchen sind die Lieblinge der Bergfeen. Mit ihren zartgrünen Schleiern tanzen diese gern unter den lichten Bäumen. In Allgäuer Märchen und Sagen ist oft von diesen »Säligen« die Rede, die alle Menschen, die ihnen helfen, tausendfach belohnen.

Auch glaubte man, mit Räucherungen aus Lärchenholz böse Einflüsse abwehren zu können. Die Lärche galt als Wohnung guter weiblicher Geister und wurde deshalb in den Alpen gern in Hofnähe gepflanzt. Ein um den Hals gehängtes Stück Lärchenrinde sollte Kinder vor dem bösen Blick und vor Behexung schützen.

Lärchenholz ist dauerhafter und fester als das anderer Nadelbäume. Daher wird es seit Jahrhunderten zum Hausbau und auch für Dachschindeln verwendet. Lärchenholz ist witterungsbeständig und schwer entflammbar. Wärme und Geborgenheit strahlen die aus Lärchenholz gefertigten Möbel aus.

Heilkraft

Verwendete Teile: Nadeln, Sammelzeit: April bis Juni; Harz, Sammelzeit: ganzjährig

Wirkstoffe: Harz, ätherisches Öl

Wie andere Nadelbäume auch liefert die Lärche ein begehrtes Heilmittel, ihr Harz. Der austretende, gereinigte Harzsaft ist Terpentin, das bei der Lärche gelblich bis bräunlich aussieht und eine honigdicke Konsistenz hat. Es riecht zitronenartig und feiner als das anderer Bäume, schmeckt würzig und bitter und wirkt wundheilend, desinfizierend, schleimlösend und durchblutungsfördernd. Weil Venedig einst ein bedeutender Markt für dieses Heilmittel war, heißt es auch »venezianisches Terpentin«.

Lärchenharzsalbe hilft bei Hexenschuß und rheumatischen

Schmerzen. Zum Einreiben der Brust bei Husten und Bronchitis hat sich Brustsalbe mit Lärchenharz ebenfalls bewährt.
Auch in der Aromatherapie wird Lärchenöl verwendet. Das ätherische Öl dieses Baumes sollte inhaliert, in die Duftlampe gegeben oder als Badezusatz verwendet werden. Es wirkt wärmend und besänftigend und hat schleimlösende Wirkung. Gibt man das ätherische Öl in ein Pflanzenöl (5 bis 10 Tropfen auf einen Eierbecher Pflanzenöl), hat man ein Mittel zum Einreiben bei Nervenschmerzen.
Dr. Edward Bach empfiehlt seine Larch-Blütenessenz bei mangelndem Selbstvertrauen und falscher Bescheidenheit. Wer die Lärchenessenz einnimmt, soll die selbstbeschränkenden Vorstellungen besser auflösen können und ungenutzte Fähigkeiten wieder entfalten lernen. Auch Rückschläge werden wieder leichter verkraftet.

Die Linde

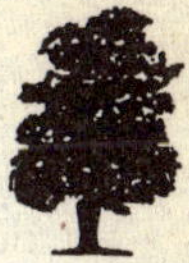

Tilia cordata, Winterlinde;
Tilia grandifolia, Sommerlinde
Tiliaceae, Familie der Lindengewächse

Linden scheinen uns Menschen besonders wohlgesinnt. Sie wachsen in Dörfern und Städten und haben mich selbst in der Großstadt Berlin mit ihrem Duft betört. Sogar die Abgase der verkehrsreichen Straßen schaffen es nicht, ihren himmlischen Blütenduft zu überstimmen. Kein Wunder, daß Linden zum Mittelpunkt des Dorflebens gemacht wurden und in unzähligen Liedern, Gedichten und Geschichten verewigt sind. Linden sind herzlich, weich und süß.
Ihr Name kommt vom lateinischen *lentus* (»biegsam«), denn so ist ihr Holz und der Bast, den unsere Vorfahren in der Steinzeit zum Fertigen von Kleidern, Betten und Matten benutzten.

Vorkommen

Linden gibt es in ganz Europa und in Kleinasien, sie bevorzugen die nördlichen gemäßigten Zonen.

Gestalt und Aussehen

Lindenbäume können tausend Jahre alt und 40 m hoch werden. Ihre Krone ist meist breit gewölbt, ihre Blätter sind herzförmig und gleichmäßig gezähnt. Während die Blätter der Sommerlinde weich und mit hellen Härchen übersät sind, haben Winterlinden festere Blätter und rötlichbraune Härchen darauf.
Die gelb-weißen Blüten hängen an einem zungenförmigen Hochblatt, das im Herbst als »Propeller« dient und die Samen in alle Welt fliegen läßt.

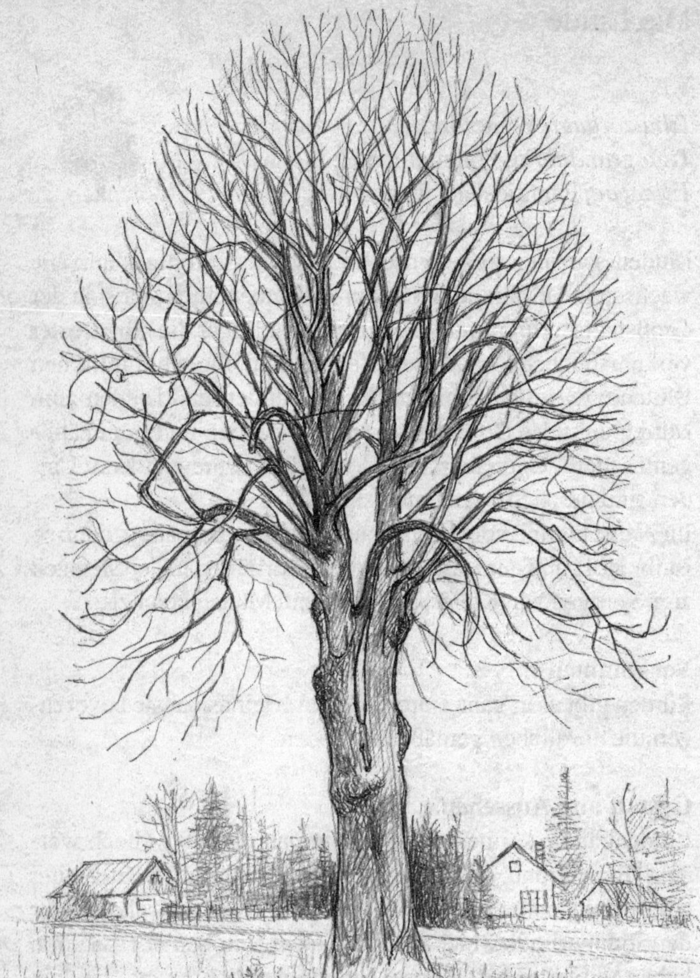

Wissenswertes

Die Linde ist der Baum der Liebe. Ihr Duft betört, und ihre Blätter haben die Form kleiner Herzen. Daher war Freyja, der Göttin der Liebe und des Glücks, die Linde geweiht.

Unter einer Linde kämpfte auch Siegfried mit dem Drachen Fafnir, einem riesigen Lindwurm. Um Unsterblichkeit zu erlangen, badete Siegfried in dessen Blut. Doch gerade da wehte ein Lindenblatt vom Baum und fiel zwischen Siegfrieds Schulterblätter. So behielt er eine verwundbare Stelle. Genau diese Stelle traf Hagen, der ihn hinterrücks mit seinem Speer durchbohrte.

Als Schutz- und Familienbaum hat sich die Linde lange Zeit der Verehrung erfreut. Sie wurden nach der Geburt des ersten Sohnes oder des ersten Mädchens der Familie gepflanzt.

Aus Griechenland kommt die Sage von Philemon und Baucis, den Liebenden. Nur dieses arme Bauernpaar gewährte einst den als Wanderern verkleideten Göttern Nahrung und Unterkunft. Nach der bescheidenen Mahlzeit warnten die Götter nur diese beiden Barmherzigen vor der bevorstehenden Sintflut. Arm in Arm verließen Philemon und Baucis das Haus, kämpften sich durch die herunterprasselnden Regenmassen den Berg hinauf und suchten Unterschlupf in einer Ruine. Hier schliefen sie erschöpft ein. Als sie erwachten, mußten sie feststellen, daß ihr Dorf und die gesamte Umgebung überflutet war. Voll Dankbarkeit stellten sie fest, daß sie gerettet worden waren. Sie lebten fortan in der Ruine des alten Tempels und pflegten das Heiligtum. Ihr sehnlichster Wunsch war, hier bleiben zu dürfen und nicht durch den Tod getrennt zu werden. Die Götter erfüllten den Liebenden diesen Wunsch. Baucis wurde nach ihrem Tod zu einer Linde, Philemon in eine Eiche verwandelt. Eng umschlungen trugen sie so das Dach des Tempels durch die Jahrhunderte.

Als Bienenweide ist die Linde von großer Bedeutung. Die bis

zu 60 000 Blüten eines Baumes locken die Bienen von weit her an. Indem sie den duftenden Nektar zu einem besonders guten, flüssigen Honig verwandeln, bestäuben sie die Blüten.
Das weiche Lindenholz diente den großen Meistern der Schnitzkunst, wie beispielsweise Riemenschneider, zur Erschaffung berühmter Altäre. Lindenholz war das *lignum sanctum*, das heilige Holz.
Die Kelten erklärten den 11. bis 20. März und den 13. bis 22. September zu Tagen der Linde. Wer in diesen Tagen geboren ist, soll sich fragen: »Warum sind meine Träume schöner als die Wirklichkeit?« Eine der schönsten Antworten gibt der Lindenbaum »am Brunnen vor dem Tore«. Auch im Baumkreis steht die Linde vor Beginn des neuen Frühlings, vor Beginn des Herbstes, vor der Ausgewogenheit von Tag und Nacht. Lindenbaumgeborene sollen sehr empfänglich für Signale sein, die aus einer Welt kommen, in der alles vollkommen ist. Einigen gelingt es, wenigstens einen kleinen Teil dieser Vollkommenheit ins Erdendasein fließen zu lassen (vgl. Vescoli, S. 146).

Heilkraft

Verwendete Teile: Blüten, Sammelzeit: Juni bis Juli
Wirkstoffe: ätherisches Öl Farnesol, Hesperidin, Saponin

Lindenblütentee ist ein bekanntes Mittel gegen Erkältungskrankheiten aller Art. Indem die Blüten auf einem Tuch getrocknet und vor Licht geschützt aufbewahrt werden, kann man sich einen Sommer- und Sonnenvorrat für den Winter »einfangen«.
Der berühmte Tee ist schweißtreibend und lindert Erkältungskrankheiten, Fieber und Magen-Darm-Infekte. Äußerlich helfen Waschungen mit Lindenblütentee bei entzündeter Haut.

Pfarrer Kneipp empfahl den Tee auch gegen Unterleibsbeschwerden, die ihren Ursprung in Verschleimung der Nieren haben. Hildegard von Bingen empfiehlt: »Wenn es Sommer ist und du schlafen gehst, dann lege die frischen Blätter der Linde über deine Augen, und bedecke dein ganzes Gesicht damit. Er klärt deine Augen und macht sie rein.«
Lindenkohle (aus dem Holz des Baumes) wird heute noch in Apotheken gegen Koliken und Durchfälle geführt. Tieren kann man diese Kohle, ins Futter gemischt, ebenfalls verabreichen.
Was unsere Vorfahren wußten, tut uns auch heute gut: Linden sind ein wunderbarer Ort, um sich zu erholen und Stille zu finden oder angenehme Gesellschaft zu genießen. Linden sollen auch vor Blitzschlag und bösen Geistern schützen. Und natürlich sind sie bis heute ein idealer Treffpunkt für Verliebte und Liebende.

Der Olivenbaum

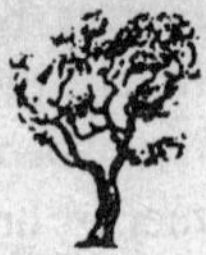

Olea europaea
Oleaceae, Familie der Ölbaumgewächse

Der Oliven- oder Ölbaum, insbesondere ein Zweiglein von ihm im Schnabel einer Taube, ist zum Symbol des Friedens geworden. Noah sandte die Taube aus, um zu prüfen, ob das Wasser nach der Sintflut gesunken sei. Als schließlich die Taube mit einem Zweig des Ölbaums zurückkehrte, wußten Noah und seine Angehörigen, daß die Erde wieder zu grünen begann. Gott hatte den Menschen vergeben. Auf Grabplatten aus der Zeit des frühen Christentums ist die Taube mit dem Ölzweig häufig zu finden.

Vorkommen
Der Olivenbaum wächst in den Mittelmeerländern und im Vorderen Orient, in Afrika, Südamerika und Mexiko.

Gestalt und Aussehen
Olivenbäume sind eher klein und gedrungen, aber besonders kräftig. Sie erreichen eine Höhe von 12 m, strahlen Anmut und Würde aus. Der Stamm des Baumes verzweigt sich dicht über dem Boden, die blaugrünsilbrigen Blätter sind länglich und schmal.
Olivenbäume sind immergrün. Die weißen, kleinen Blüten, die von einem Stiel abgehen, wirken unauffällig. Aus ihnen bilden sich die Oliven (Steinfrüchte), die in allen Mittelmeerländern ein wichtiges Nahrungsmittel abgeben.

Wissenswertes
Olivenbäume gehören zu den langlebigsten Bäumen Europas. Sie können bis zu 2000 Jahre alt werden und galten

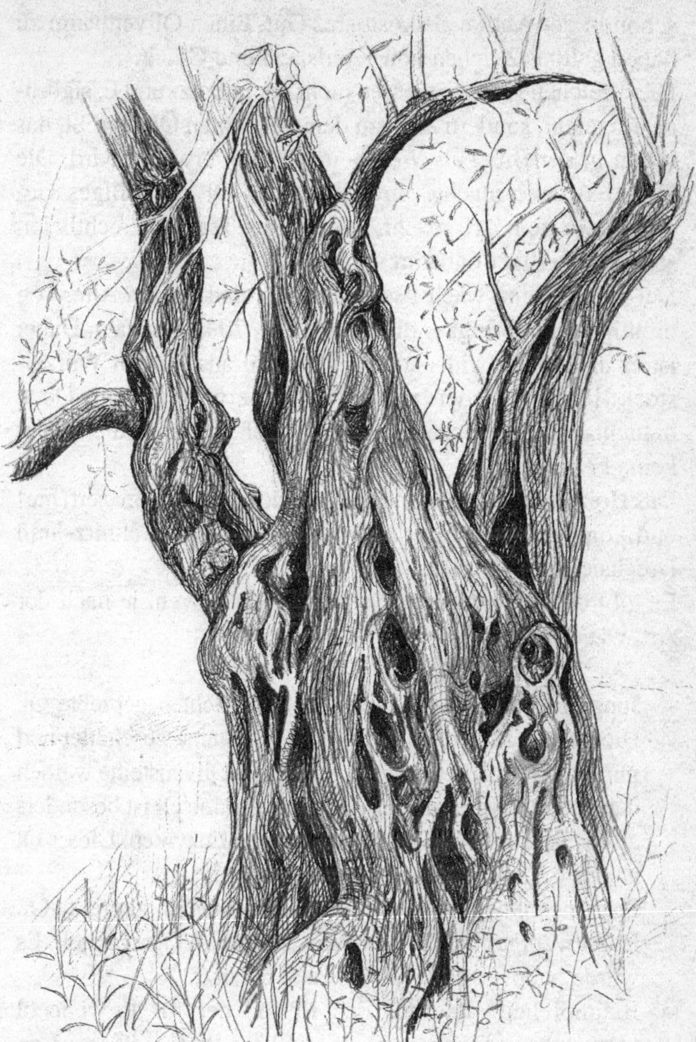

schon in der Antike als kostbares Gut. Einen Olivenbaum zu haben galt als Zeichen von Wohlstand und Glück.
Die ölreichen Früchte werden nicht nur in Salz- und Essigbrühe eingelegt, sondern auch zu dem bekannten Öl gepreßt, das schon in der Bibel als Weihe- und Heilöl erwähnt wird. Die Göttin Athene machte ihrer Stadt das Öl als heiliges Geschenk. In dem 410 v. Chr. vollendeten Tempel Erechtheion stand ein heiliger Ölbaum.
Der Olivenbaum wächst sehr langsam, und erst im Alter von dreißig Jahren bringt er die volle Ernte, 70 kg pro Jahr. Dabei ist er ungeheuer widerstandsfähig, weil aus seinem Wurzelstock immer wieder neue Triebe hervorsprießen. Doch braucht der Baum ausgesprochen viel Sonne und verträgt keine Feuchtigkeit.
Das Holz des Olivenbaums ist besonders schön gemasert, hart und kompakt und eignet sich hervorragend als Schnitz- und Drechslerholz.
Es gibt drei verschiedene Sorten Öl aus Oliven, je nach der Art, wie es gewonnen wird:

- Jungfernöl heißt das aus den reifen Früchten gepreßte Öl. Hierzu wurden früher die Früchte auf Steine geschüttet und mit großen Holzkeulen zerstampft. Die Olivensteine werden dabei nicht mitgepreßt. Dieses dunkelgrüne Öl ist besonders aromatisch und reich an Vitaminen und Enzymen. Dieses Öl wurde früher zu Weihezwecken verwendet.
- Provenceöl heißt das aus Oliven und Steinen gepreßte Öl. Es ist weniger kräftig und angenehmer im Geschmack. Es wurde hauptsächlich als Speiseöl benutzt.
- Baumöl heißt das aus den Resten der für Provenceöl verwendeten Früchte, die mit heißem Wasser übergossen und nochmals gepreßt werden, gewonnene Öl. Dieses Öl wurde früher zu Heilzwecken benutzt.

Die Kelten bestimmten den 23. September zum Tag des Olivenbaumes. An diesem Datum sind Tag und Nacht genau gleich lang. Im Baumkreis steht die Olive der Eiche genau gegenüber. Was im Frühling mit frischer Lebenskraft beginnt, erreicht im Herbst mit Erfahrung und Weisheit seine Vollendung. Die Qualität dieses Tages wirkt für alle Olivenbaumgeborenen wie ein verpflichtendes Leitbild. Michael Vescoli schreibt hierzu: »In kleinen und in großen Welten sorgen sie für Harmonie, Gerechtigkeit und Schönheit. Bewundernswert dienen sie der Gemeinschaft« (Vescoli, S. 150).

Heilkraft

Verwendete Teile: Früchte, Sammelzeit: August bis November, je nach Anbaugebiet; Blätter und Rinde, Sammelzeit: ganzjährig
Wirkstoffe: Glycosid, Oleuropein, Bitterstoffe, Gerbstoffe

Hildegard von Bingen empfiehlt eine aus Rinde und Blättern des Ölbaumes sowie altem Fett hergestellte Salbe bei Schmerzen in der Rücken- und Herzgegend sowie bei Rheuma und Gicht. Weil sich diese jedoch in unseren Breiten kaum herstellen läßt, führe ich das Rezept hier nicht an. Die erfahrene Heilerin erwähnt auch ein Rezept, in dem aufgekochte Blätter und Rinde, durch ein Tuch gesiebt und als Pflaster bzw. Kompresse aufgelegt, gegen Magenschmerzen helfen sollen. Frische Olivenblätter wirken blutdrucksenkend. Weil Olivenöl jedoch überall erhältlich ist, möchte ich einige Ölrezepte wiedergeben, die ich bei Kurt Allgeier gefunden haben.

Im Alten Testament wird ein heiliges Salböl wie folgt hergestellt: »Der Herr redete mit Mose und sprach: ›Nimm zu dir die beste Spezerei, die edelste Myrrhe, fünfhundert Lot und Zimt, die Hälfte soviel, zweihundertundfünfzig, und Kalmus, auch zweihundertundfünfzig, und Kassia, fünfhundert nach dem Lot des Heiligtums und Öl vom Ölbaum ein Hin und mache ein heiliges Salböl ...« Dieses Öl sollte zum Salben aller heiligen Tempelgeräte benutzt werden. Ein Hin sind ungefähr 6 l, ein Lot ca. 17 g. Nach diesem Rezept wird heute noch das Chrisam hergestellt, das in der katholischen Kirche bei der Taufe, der Priesterweihe, zur Firmung und zur letzten Ölung benutzt wird.

Trotz seines starken Eigengeruchs ist das reine Jungfernöl ein ausgezeichnetes Hautpflegemittel, aus dem übrigens auch die Olivenseife hergestellt wird.

Arnikawundöl: Man füllt ein verschließbares Glas mit Arnikablüten und gießt Jungfernöl darüber, bis die Blüten bedeckt sind. Diese Mischung stellt man an einen sonnigen Ort und gießt sie nach 4 Wochen ab. Mit diesem Öl kann man Wunden behandeln. Sie heilen dann schneller.

Johanniskrautöl: Frische Blätter und Blüten des Johanniskrautes werden in ein verschließbares Glas gegeben und mit Jungfernöl übergossen. Die Mischung wird verschlossen an die Sonne gestellt und täglich geschüttelt. Nach ca. 6 Wochen siebt man die Mischung ab und füllt sie in braune Flaschen. Dieses Öl hilft gegen Gliederschmerzen, Kopfschmerzen, Rheuma und Gicht. Eingenommen (10 Tropfen auf einen halben Teelöffel Wasser) ist es ein wirksames Mittel gegen Koliken und Darmentzündung.

Olivenöl eignet sich auch als Basisöl in Verbindung mit ätherischen Ölen und kann gegen unterschiedlichste Beschwerden eingesetzt werden.

Bei Verstopfung sollte man Olivenöl (Baumöl) eßlöffelweise pur zu sich nehmen. Es ist ein schonendes Abführmittel. Wer Beschwerden mit einer verstopften Gallenblase hat, sollte morgens nüchtern 1 bis 2 Teelöffel reines Jungfernöl zu sich nehmen.

Ägypter, Babylonier, Römer und Griechen pflegten ihr Haar mit Olivenöl. In die Kopfhaut eingerieben, hilft es, Schuppen zu beseitigen. Um Haarausfall vorzubeugen, wurde folgendes Rezept angewendet: Bockshornkleesamen (Reformhaus) werden mit Olivenöl zu einem kräftigen Brei verrührt. Dieser wird in die Kopfhaut einmassiert und nach etwa 10 Minuten mit warmem Wasser wieder ausgespült.
Auch Dr. Bach setzt Olivenessenz in seiner Bach-Blütentherapie ein. Olivenessenz wird bei restloser Erschöpfung von Körper, Geist und Seele empfohlen. Durch Olive soll der Mensch wieder Kraft und Vitalität erlangen und zu unerschöpflichen Energiereserven zurückfinden.

Die Pappel

Populus nigra, Schwarzpappel;
Populus nigra italica, Pyramidenpappel;
Populus alba, Weißpappel;
Populus tremula, Espe oder Zitterpappel
Salicaceae, Familie der Weidengewächse

Schon beim leisesten Windhauch bewegen sich Pappelblätter, weil sie so lange Stiele haben. Sie zittern und tanzen, und wer genau zuhört, kann das ganz eigene Lied der Pappeln von dem anderer Bäume unterscheiden.
Ein Volksglaube in der Bretagne besagt, die Blätter zitterten deshalb so, weil in der Stunde, als Jesus am Kreuz starb, das wahrscheinlich aus Pappelholz gewesen sei, sich alle Bäume verneigten. Nur die Pappel sei aufrecht stehengeblieben und habe sich gefragt: »Warum sollen wir weinen und zittern? Wir haben nicht gesündigt.« In diesem Moment aber hätte sie zu zittern begonnen und tut es bis heute. Dabei hat sie doch wirklich nicht gesündigt, die Ärmste!

Vorkommen
Pappeln wachsen an Flußufern und in Wassernähe in ganz Europa. Verwandte dieses Baumes gibt es auch in Amerika und Asien.

Gestalt und Aussehen
Während die Schwarzpappel einen bis unten beasteten Stamm und eine breite Krone trägt, fällt die Pyramidenpappel durch ihre schlanke, nach oben spitz zulaufende Gestalt auf. Ihre Äste klemmen sich förmlich an den Stamm.
Die Zitterpappel ähnelt der Schwarzpappel, hat jedoch eine

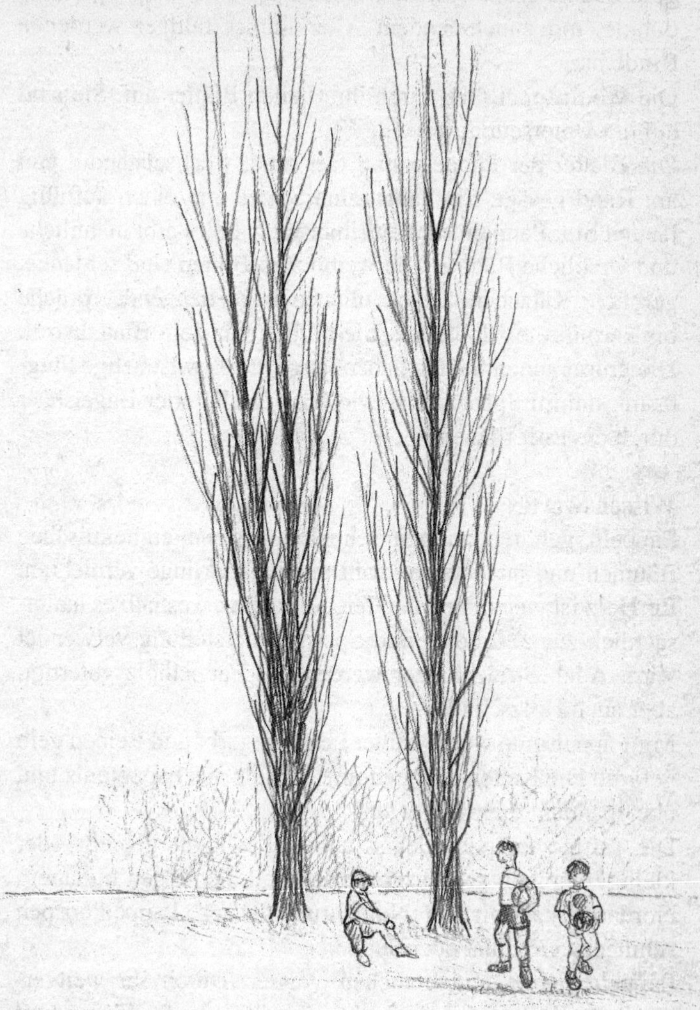

goldbraune, glatte Rinde, während die Schwarzpappel eine dunkle, mit zunehmendem Alter immer faltiger werdende Rinde hat.
Die Weißpappel fällt durch ihre hellen Blätter auf. Sie sind auf der Unterseite fast weiß.
Die Blätter der Pappeln sind fast rund, wechselständig und am Rand gesägt. Sie haben eine Spitze und einen auffällig langen Stil. Pappeln sind zweihäusig; d. h., es gibt männliche und weibliche Bäume. Die weiblichen Blüten sind schlanke, gelbliche Kätzchen, die männlichen dicke, hängende, rötliche bis karminrote »Trotteln«. Sie blühen vor dem Blattaustritt. Die grünbraunen Samen haben lange, weiß-wuschelige Flughaare, die im Spätsommer wie feine Wolle oder Engelshaar durch die Luft fliegen.

Wissenswertes
Pappeln gehören zu den schnellwüchsigen einheimischen Bäumen und lassen sich leicht durch Stecklinge vermehren. Ihr Holz ist weich, hell und leicht spaltbar, weshalb es hauptsächlich zur Zellulose- und Sperrholzherstellung verwendet wird. Auch Streichhölzer werden aus Pappelholz gefertigt, aber auch Holzschuhe.
Mit Pappelrinde wurde früher Leder gegerbt und Leinen gelb gefärbt. Die Kelten fertigten ihre Schilde aus Pappelholz und überspannten diese mit Leder.
Die saftige Pappelrinde ist eßbar. Sie kann gepreßt oder kleingeschnitten gedünstet werden und diente den Indianern Nordamerikas oft als Notnahrung. Auch Pappelknospen schmecken in Salat oder Suppe.
Pappeln lieben und brauchen Wasser. Durch ihr weitverzweigtes Wurzelwerk befestigen sie Bachläufe, Flüsse und Moorränder. Nachdem die großen Gletscher der Eiszeit geschmolzen waren, sind Pappeln und Birken vorgedrungen

und haben so das moorige Land für andere Baumarten vorbereitet.
Die Pappel kommt im keltischen Baumkreis dreimal vor: vom 4. bis 8. Februar, vom 1. bis 14. Mai und vom 5. bis 13. August. Pappelgeborene sollen genügsam sein und bereit, Ungewißheit im Leben zu überwinden. Auch gelten sie als kontaktbereit und vielseitig interessiert.

Heilkraft

Verwendete Teile: Rinde, Sammelzeit: März bis Mai von zwei- bis dreijährigen Ästen; Knospen, Sammelzeit: März bis April

Wirkstoffe: Salicin, Populin, ätherisches Öl

Die Pappel war früher als heilender Baum allgemein bekannt. Plinius der Ältere erzählte, daß sie Herkules geweiht sei. Hildegard von Bingen empfiehlt eine Salbe aus Pappelholzsaft bei Kopfleiden, Rücken- und Lendenschmerzen. Die Pappelblätter empfiehlt sie bei Windeldermatitis: »Nimm frische und grüne Pappelblätter und lege sie auf gewöhnliches Leinwandtuch, und so wickle mit diesen Blättern und dem Tuch das Kindlein darin ein, und lege es zum Schlafen nieder ...«
Susanne Fischer-Rizzi führt ein Rezept für Pappelsalbe aus Knospen an, die als *Gemmae populi* auch getrocknet in Apotheken erhältlich sind. Dazu benötigt man 100 g möglichst frische Pappelknospen, 250 ml kaltgepreßtes Olivenöl und 45 g Bienenwachs. Die Knospen werden im Mörser zerquetscht, mit Öl übergossen und in einem gut verschließbaren Glas an einem warmen Ort aufbewahrt und gelegentlich umgeschüttelt. Nach 2 Wochen wird das Öl mit den Knospen in einem Topf unter ständigem Rühren erwärmt, es darf jedoch nicht kochen. Jetzt werden die Knospen abgesiebt, das Öl so

lange erhitzt, bis sich das hinzugefügte Bienenwachs darin aufgelöst hat. Die Mischung wird in ein Salbengefäß gefüllt und kühl aufbewahrt. Sie hilft bei Verbrennungen, Gliederschmerzen und Hämorrhoiden.
Die Knospen können auch als Tee zubereitet werden. Hierzu überbrüht man 1 Teelöffel Knospen mit einer Tasse Wasser. 1 bis 2 Tassen am Tag getrunken helfen bei Rheuma, Gicht, Blasen- und Prostataleiden, weil die Pappelknospen harnsäuresalzlösend, entzündungswidrig, schmerzstillend und wassertreibend wirken. In der Homöopathie wird aus frischen Zitterpappelblättern eine Essenz gegen Prostataleiden und Blasenschwäche zubereitet. Die Pappel kann auch stark in sich gekehrten Menschen helfen, Stillstand zu überwinden und Wachstumsprozesse anzuregen.
Dr. Edward Bach empfiehlt seine aus Zitterpappel gewonnene Essenz (Aspen) empfindlichen und einfühlsamen Menschen, die »mit einer Haut zuwenig« auf die Welt gekommen sind. Menschen, die von Angstgefühlen, Alpträumen und schlimmen Vorstellungen verfolgt werden, soll Aspen helfen, furchtlos in höhere geistige Welten zu schauen und Vertrauen in Schutzengel zu entwickeln.

Der Quittenbaum

Cydonia oblonga
Rosaceae, Familie der Rosengewächse

Die Griechen nannten den Baum »Äpfel aus Kydonia«, denn in dieser antiken Stadt auf Kreta fanden sie die köstlichen Früchte zuerst. Sie weihten den Baum der Göttin der Liebe Die Römer übernahmen die Bezeichnung, daher der lateinische Name »Cydonia«, den die Germanen zu »Quitina« umformulierten. Bei den Römern hießen die Früchte aber auch »Venusäpfel«, denn das Gelee aus diesen Früchten gilt bis heute als potenz- und libidosteigernd.

Vorkommen
Der Quittenbaum soll ursprünglich aus Nordpersien stammen, wo er als bis zu 12 m hoher Baum noch wild wachsend anzutreffen ist. Heute wächst er in allen gemäßigten Klimazonen.

Gestalt und Aussehen
Der Quittenbaum hat einen verhältnismäßig kurzen Stamm und eine ausladende Krone. Er kann bis zu 8 m hoch werden. Im Mai blüht der Baum in wunderbarem Zartrosa, ganz ähnlich dem Apfel. Die Zweige, Blätter und Früchte des Baumes sind wollig behaart. Die Blätter sind dunkelgrün, eiförmig und sehr fest. Die gelben birnenförmigen Früchte fühlen sich roh sehr hart an und duften wunderbar.

Wissenswertes
Quitten gelten als Symbol der Liebe und stellten in manchen Gegenden Griechenlands ein Geschenk für Neuvermählte

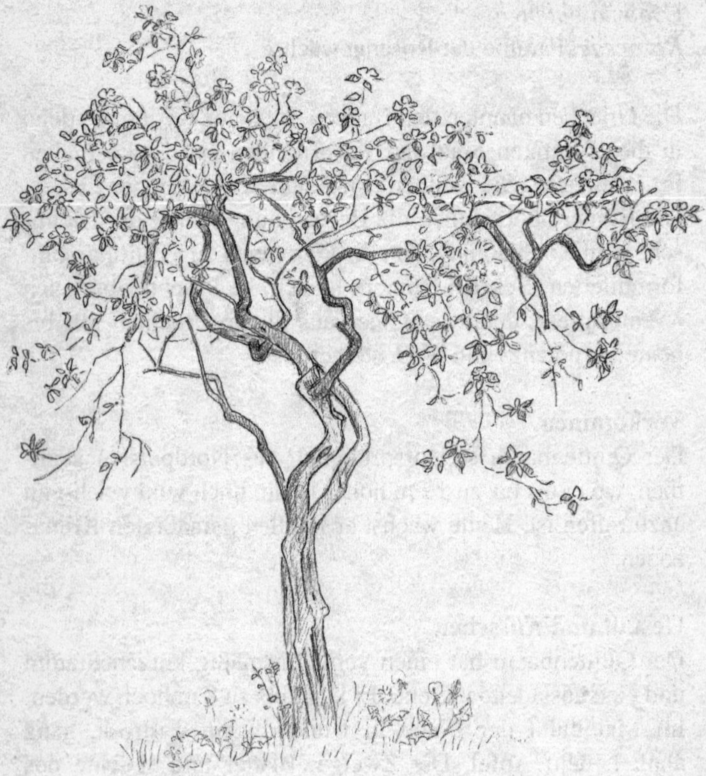

dar. Es war auch üblich, daß der Brautvater einen Quittenbaum in den Garten der frisch Verheirateten pflanzte.
Schon die Form der Quitte erinnert an die der Gebärmutter. Auch der französische Mathematiker und Astrologe Michel Nostradamus (1503 bis 1566) lobt die Quitte, weil sie für gute Durchblutung sorge und die Lebenskraft steigere.
Die goldenen Äpfel, die Paris der Aphrodite schenkte, waren vermutlich Quitten.

Heilkraft
Verwendete Teile: Frucht, Sammelzeit: Oktober bis November, je nach Anbaugebiet
Wirkstoffe: Vitamin C, Gerbstoffe, Schleim, Pektin, Amygdalin, Eisen, Phosphor, Kalzium u. a.

Schon im 4. Jahrhundert v. Chr. bezeichnete Hippokrates, dessen Eid Ärzte heute noch schwören, die Quitte als nützlichste Frucht.
Wegen ihrer Vitamine und Mineralien gilt sie als Kräftigungsmittel vor und nach Erkältungskrankheiten. Die pharmazeutische Industrie gewinnt aus Quittensaft eine Eisentinktur, die bei Blutarmut angewendet werden kann *(Tinctura ferri cydoniata)*. Quitten, wie Bratäpfel zubereitet, sollen Frauen bei Regelstörungen helfen.
Quittengelee, das allerdings meiner Meinung nach viel zuviel Zucker enthält, soll bei Potenzproblemen und bei zu niedrigem Blutdruck helfen. Hierzu kocht man ungefähr 12 in Scheiben geschnittene Quitten weich und gießt den so entstandenen Brei durch ein Tuch. Den aufgefangenen Saft erhitzt man erneut mit 2 Pfund Zucker und kocht diese Mischung so lange, bis ein Tropfen davon wie eine Perle auf dem Teller stehenbleibt. Das so entstandene Gelee wird in Gläser abgefüllt.

Bei entzündeten Schleimhäuten kann ein Schleim aus Quittenkernen hergestellt werden. Dazu wird 1 Teil Kerne mit 8 Teilen Wasser übergossen und kräftig geschüttelt. Anschließend läßt man die Mischung stehen, bis das Wasser schleimig wird. Die Kerne werden abgesiebt, der Schleim äußerlich bei Wunden, Verbrennungen und wunden Lippen aufgetragen. Innerlich hilft er bei Halsentzündung, Magen-, Darmschleimhautentzündung, Bronchitis und Husten. Quittensaft wirkt erfrischend bei Fieber und Nieren- und Blasenkrankheiten. Um ihn herzustellen, benötigt man zweckmäßig einen Dampfentsafter.

Hildegard von Bingen schreibt über die Quitte: »Der Quittenbaum gleicht der Schlauheit, die manchmal unnütz ist, manchmal nützlich ... Seine Frucht ist warm und trocken und hat eine gute Mischung in sich. Wenn sie reif ist, schadet sie roh genossen weder dem kranken noch dem gesunden Menschen, doch gekocht oder gebraten ist die dem Kranken und dem Gesunden sehr bekömmlich.

Wer gichtkrank ist, esse oft Quitten gekocht und gebraten. Sie unterdrückt die Gicht in ihm so, daß sie weder seine Sinne abstumpft noch seine Glieder bricht, noch sie hilflos werden läßt.

Wer viel Speichel auswirft, esse oft diese Frucht gekocht oder gebraten. Sie trocknet ihn innerlich, so daß der Speichel in ihm vermindert wird.

Aber wo es in einem Menschen Geschwüre oder Übelriechendes gibt, koche oder brate er diese Frucht und lege sie so mit anderen Mitteln auf diese Geschwüre – und er wird geheilt werden ...« (zitiert nach Kurt Allgeier, S. 72).

Die Tanne

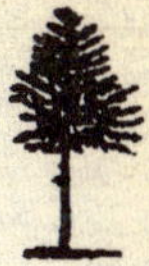

Abies alba, Weiß- oder Edeltanne
Pinaceae, Familie der Kieferngewächse

Mit dem Tannenbaum verbinden heute die meisten Menschen Weihnachten. Die Tanne selber ist jedoch viel älter als dieser Brauch. Im antiken Griechenland war die Tanne der Artemis heilig, auch das Trojanische Pferd soll aus dem Holz der Silbertanne gebaut worden sein.
Ihr belebender Duft und ihre majestätische Kraft haben Menschen schon vor vielen Jahrhunderten angeregt, die Tanne zu Heilzwecken zu gebrauchen.

Vorkommen
Die Tanne wächst in den außertropischen Gebieten der Nordhalbkugel, vor allem in den Bergwäldern Mittel- und Südeuropas bis 1500 m Höhe.

Gestalt und Aussehen
Die Borke der Weißtanne hat helle, silbrig glänzende Schuppen, daher ihr Name. Sie wächst gerade in die Höhe und kann bis zu 70 m erreichen. Die Nadeln haben an der Unterseite zwei weiß-bläuliche Längsstreifen und glänzen oben dunkelgrün. Der Baum kann einen Durchmesser von 2 m erreichen und 800 Jahre alt werden.
Die männlichen Blüten sind gelbe Kätzchen, die weiblichen, die auf dem gleichen Baum wachsen, hellgrüne, stehende Zapfen, die nicht abfallen, sondern am Baum stehenbleiben. Lediglich die einzelnen geschuppten Samen fallen zur Erde. Hieran, sowie an der abgerundeten Spitze, kann man die Weißtanne von der viel häufiger anzutreffenden Fichte unterscheiden.

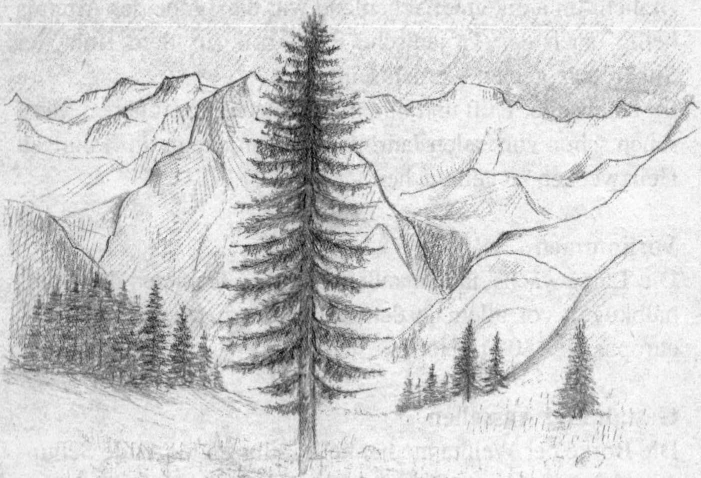

Wissenswertes
Der erste Weihnachtsbaum soll 1539 im Straßburger Münster gestanden haben. Die vorchristliche Sitte, zum Fest einen Baum aufzustellen, war von der Kirche lange als »heidnisch« bekämpft worden. Im Deutsch-Französischen Krieg soll Wilhelm I. große Mengen Weihnachtsbäume an seine Soldaten verteilt haben – und somit hat sich dieser Brauch über ganz Deutschland verbreitet.
Frederik Hetmann berichtet, daß den Votjaks in Finnland die Tanne heilig ist. Bestimmte Zweige gelten als Familiengötter. Ihnen werden Opfer gebracht, indem man unter die Zweige Brot, Fleisch und Getränke legt. Wenn ein Haus gebaut wird, richtet man einen kleinen Tannenbaum auf, breitet ein Tuch aus und bringt ein Opfer dar. Nach einer Beerdigung schlagen sich die Votjaks mit Tannenzweigen, wenn sie vom Friedhof heimgehen. Damit soll verhindert werden, daß ihnen die bösen Geister nach Hause folgen.
Martha Sills-Fuchs berichtet, daß es in der Heimat ihrer Mutter noch im Jahr 1890 üblich war, dem Verstorbenen einen Tannensamen unter die Zunge zu legen, bevor man den Sarg verschloß.
Im Märchen »Das kalte Herz« von Wilhelm Hauff wird ein Tannengeist beschworen:

Schatzhauser im grünen Tannenwald,
Bist schon viele hundert Jahre alt,
Dein ist das Land, wo Tannen stehn,
Läßt dich nur Sonntagskindern sehn.

Heilkraft
Verwendete Teile: junge Triebe, Sammelzeit: April bis Mai; Zapfen, Sammelzeit: August

Wirkstoffe: ätherisches Öl, Harz, Vitamin A, C, Pinen, Picein, Wachs u. a.

Das Harz der Tanne wirkt antiseptisch und war als Wundheilmittel sehr geschätzt. Es wirkt durchblutungsfördernd und wird deshalb bis heute in Rheuma- und Arthrosesalben gemischt.
Die frischen Triebe werden wegen ihres hohen Gehalts an ätherischen Ölen bei Husten, Verschleimungen und Bronchitis zum Heilen verwendet. Das ätherische Öl wirkt außerdem allgemein stärkend und beruhigend bei Streß und Aufregung.
Als ätherisches Öl ist das der Weißtanne, der Riesentanne und der Douglasie erhältlich. Sie strömen einen wunderbar aufbauenden, beruhigenden und wärmenden Duft aus und sind auch als Badezusatz geeignet.
Die ätherischen Öle der Tanne werden am besten durch die Lunge aufgenommen. Daher sollte man es inhalieren, in einen Zerstäuber tun (ca. 10 Tropfen auf ¼ l Wasser) oder in die Duftlampe geben. Im Winter lege ich ein feuchtes, mit Tannenöl beträufeltes Baumwolltuch auf die Zentralheizung, um die Raumluft zu verbessern.

Der Teebaum

Melaleuca alternifolia
Myrtaceae, Familie der Myrtengewächse

Der Teebaum *(Tea Tree)* ist ein australischer Baum, dessen Name auf »Käpten« Cook zurückgeht, der seine Mannschaft mit einem Tee aus einem Verwandten des *Melaleuca* versorgte.
In Australien wachsen über 300 verschiedene Teebaumarten. Ich beschreibe hier den obengenannten Baum *Melaleuca alternifolia*, der wegen seiner hervorragenden medizinisch wirksamen Eigenschaften heute in aller Welt bekannt und auch wissenschaftlich erforscht ist. An seinem Beispiel wird deutlich, wie das Wissen australischer Ureinwohner bis in heutige Zeit wirksam blieb und auch nach schulmedizinischen Kriterien bestätigt werden konnte.
Das ätherische Öl dieses Baumes setzt sich aus einer vielschichtigen Substanz aus mindestens 48 organischen Bestandteilen zusammen, die durch ihr Zusammenwirken maximale Heilwirkung und beste Verträglichkeit garantieren.

Vorkommen
Der Teebaum *Melaleuca alternifolia* wächst an der Nordküste von Neusüdwales, vor allem im Becken des Richmond River bei Lismore. Nur die dort wachsenden Bäume, die wie »Unkraut« wuchern, enthalten jenes qualitativ wertvolle Öl, das destilliert farblos bis blaßgelb ist.

Gestalt und Aussehen
Teebäume werden nur ungefähr 6 m hoch. Sie haben schmale helle Stämme mit dünner Borke, die sich bald teilen. Die

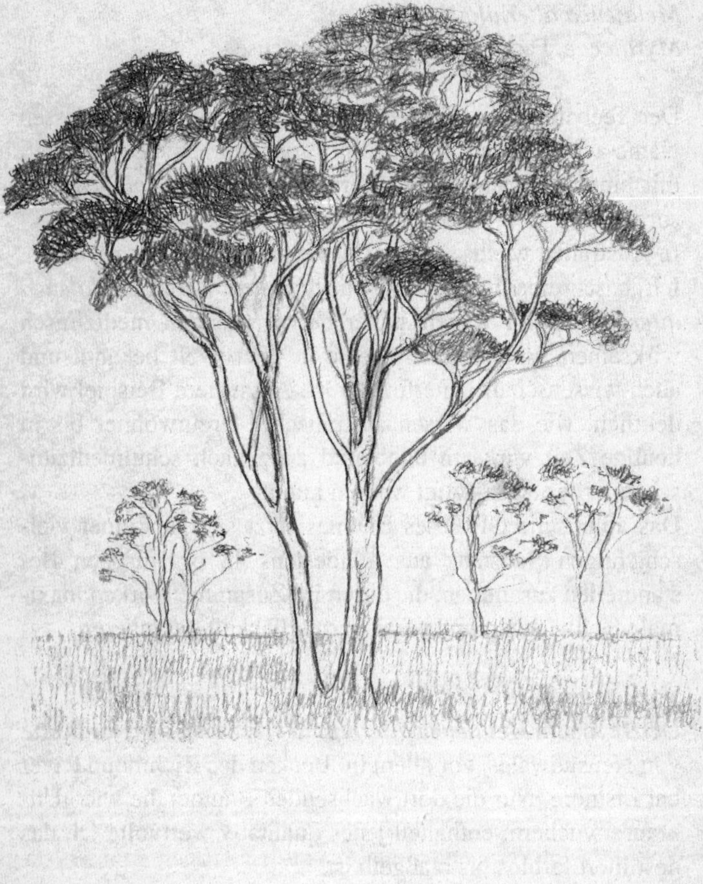

Blätter sind schmal und federartig, sehen länglichen Nadeln ähnlich und sind von hellgrüner Farbe. Die Krone des Baumes ist breit gefächert.

Wissenswertes

Vor mehr als 40 000 Jahren lebten die Ureinwohner Australiens in friedlicher Harmonie mit der Natur. Sie sammelten Früchte und Samen von Bäumen und gruben Wurzeln aus, sie töteten Tiere, aber nie mehr, als sie unbedingt zur Nahrung brauchten. Sie kannten eine Vielzahl natürlicher Heilmittel, ohne diese je zu klassifizieren oder zu beschreiben.

Mit der Ausrottung vieler Stämme und ihrer Kultur ist daher viel Wissen für immer verlorengegangen. Immerhin gab es aber einige wenige weiße Siedler, die eine Reihe von Heilmitteln der in ihrer Region lebenden Eingeborenen ausprobierten. Auf diese Weise gelangte auch das Wissen des Stammes Bundjalung (im Nordosten des heutigen Neusüdwales) über die Teebäume an die Weißen.

Mit den Blättern des Teebaumes behandelten die Ureinwohner Schnitte, Wunden und alle Arten von Hautinfektionen. Hierzu wurden die Blätter zerkleinert, in einer Schicht auf die Wundstelle gelegt und mit warmem Schlamm abgedeckt.

Als synthetisch hergestellte und kommerziell vertriebene Medikamente auf den Markt kamen, wurde das Wissen um den Teebaum vergessen. Im Zweiten Weltkrieg jedoch wurde Teebaumöl als »kriegswichtiger Rohstoff« eingestuft, und Schnitter und Produzenten wurden vom Dienst an der Waffe befreit. Alle Verbandskästen der in den Tropenregionen stationierten Heeres- und Marineeinheiten waren mit Teebaumöl ausgestattet.

Weil natürliche Heilmittel inzwischen wieder sehr populär geworden sind, ist die Nachfrage nach Teebaumöl erheblich

gestiegen, so daß 1989 schon 60 t Teebaumöl destilliert wurden.
Die auf Plantagen gezogenen Teebäume leiden nicht unter der Ernte. Wenn die Schnitter frühmorgens mit rasiermesserscharfen Macheten die Schößlinge der Bäume abschneiden, wird das Wachstum der Bäume angeregt. Genausowenig leidet die Landschaft unter der Anpflanzung der Bäume, die nur in dem schlammigen Boden ihrer ursprünglichen Heimat gedeihen und deren Unverwüstlichkeit geradezu legendär ist.
Ein guter Schnitter erntet am Tag 1 t Blätter, die mit der Machete von den Bäumen abgestreift werden. Das Öl wird dann durch Dampfdestillation gewonnen. Aus 1 t Blättern gewinnt man 10 l hellgelbes, würzig duftendes Teebaumöl.

Heilkraft
Verwendete Teile: Blätter bzw. durch Wasserdampfdestillation gewonnenes ätherisches Öl
Wirkstoffe: Terpinen, Cineol, Zymone, Sesquiterpene, Vidiflore u. a.

Die Heilwirkung des Teebaumöls ist außerordentlich vielseitig und wissenschaftlich gut erforscht. 1933 schrieb das *British Medical Journal:* »Das Öl ist ein hochwirksames Desinfektionsmittel, dabei vollkommen ungiftig und gewebeschonend« (zitiert nach Susan Drury, S. 28). Auch Zahnärzte sind begeistert, weil sich Teebaumöl hervorragend für alle Entzündungen und Eiterherde in der Mundhöhle eignet und außerdem die körpereigenen Selbstheilungskräfte unterstützt. Teebaumöl steht auf der englischen Arzneimittelliste und darf oral und lokal angewendet werden. Veterinäre setzen Teebaumöl zur Behandlung von Wunden ein. Außerdem hält das Öl Ungeziefer ab.

Susan Drury beschreibt den Einsatz von Teebaumöl bei Arthritis: Hierzu sollten 3 bis 5 Tropfen Teebaumöl in einen Eierbecher Pflanzenöl gegeben werden. Mit dieser Mischung massiert man die schmerzenden Stellen ein. Über Blasenkatarrh schreibt sie (Drury, S. 60):

> Dr. Paul Belaiche hat an 26 Patientinnen mit chronischer Cystitis (Blasenentzündung), die trotz mehrerer Behandlungszyklen mit Antibiotika ihr Leiden immer noch nicht auskuriert hatten, eine aufschlußreiche Studie durchgeführt. Den ersten 13 Frauen gab er Teebaumöl zur oralen Einnahme (24 mg täglich, dreimal in Dosierungen von je 8 mg eine halbe Stunde vor den Mahlzeiten einzunehmen). Die anderen 13 erhielten ein Placebo, das wie Teebaumessenz roch.

Nach sechs Monaten hatten sieben der dreizehn Patientinnen, die echtes Teebaumöl erhalten hatten, keinerlei Beschwerden mehr.
Furunkel können mit Teebaumöl ebenfalls direkt behandelt werden. Hierzu tränkt man Mull mit Teebaumöl und befestigt diesen über dem Abszeß. In wenigen schlimmen Fällen genügt ein direktes Auftragen dreimal täglich.
Auch Läuse lassen sich mit Teebaumöl bekämpfen. Dabei verteilt man je nach Haarlänge 10 bis 20 Tropfen auf dem feuchten Haar, fügt Shampoo hinzu und läßt die Mischung 10 Minuten einwirken. Damit kein Schaum in die Augen kommt, setzt man dem Kind eine Mütze oder Badekappe auf. Nach einer Woche muß die Behandlung wiederholt werden.
Hautentzündungen, die unter dem Begriff Dermatitis zusammengefaßt werden und die auch die Folge von Allergien sein können, lassen sich ebenfalls mit Teebaumöl lindern. Direkt aufgetragen, mildert es den Juckreiz und heilt die Haut. Dies

gilt auch für Insektenstiche. Sehr gute Erfahrungen habe ich darüber hinaus mit Teebaumöl bei Infektionen der Atemwege gemacht. Gurgeln mit Wasser, dem 5 bis 10 Tropfen dieses Öls beigefügt sind, hilft ausgezeichnet bei Halsschmerzen. In die Duftlampe gegeben oder auf ein feuchtes Tuch geträufelt und auf die Heizung gelegt, hilft Teebaumöl bei Nasennebenhöhlenentzündung, Husten und gegen Ansteckung allgemein.

Sehr wirksam ist das Teebaumöl bei Pilzinfektionen aller Art. Auch hierbei wird die Essenz direkt auf die betroffenen Stellen aufgetragen.

Reines australisches Teebaumöl können Sie beziehen über:

Alfred Binder,
Am Rundacker 1
65366 Geisenheim

oder über die Firma
Primavera
87477 Sulzenberg

Die Ulme

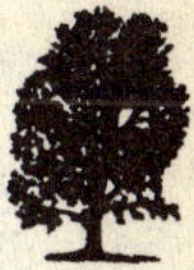

Ulmus campestris, Feldulme;
Ulmus montana, Bergulme;
Ulmus laevis, Flatterulme
Ulmaceae, Familie der Ulmengewächse

Ulmen haben eine Entwicklungszeit von Jahrmillionen hinter sich und sind jetzt leider vom Aussterben bedroht. Wegen der rätselhaften Ulmenkrankheit sind schon über 90 Prozent aller Bestände in Mitteleuropa erkrankt. Ein Käfer, ein Pilz und – allen voran – der Mensch bedrohen diesen Baum. Dabei könnten Ulmen bei guter Gesundheit 500 Jahre alt werden.

Vorkommen
Die Ulme wächst in Europa, mit Ausnahme von Nordeuropa, sowie in Asien und Nordafrika.

Gestalt und Aussehen
Die Feldulme ist ein kräftiger Baum mit kugeliger Krone. Die Blätter sind länglich und glänzendgrün mit feiner Behaarung. Die Äste wachsen sehr gleichmäßig in schönem Bogen aufwärts, die zwittrigen Blüten blühen im März und April in rötlichen Knäueln. Aus ihnen bilden sich runde, talerförmige Samen mit einem flachen Nüßchen in der Mitte. Die Borke ist graubraun mit langen Rillen und Rinnen. Feldulmen lieben Flußläufe und feuchten Boden.

Wissenswertes
Seit 10 000 Jahren leben Ulmen bei uns. Bei den Griechen war die Ulme Symbol des Todes und der Trauer. Bei uns gelten Ulmen als männliche Bäume. Als die Götter einst am

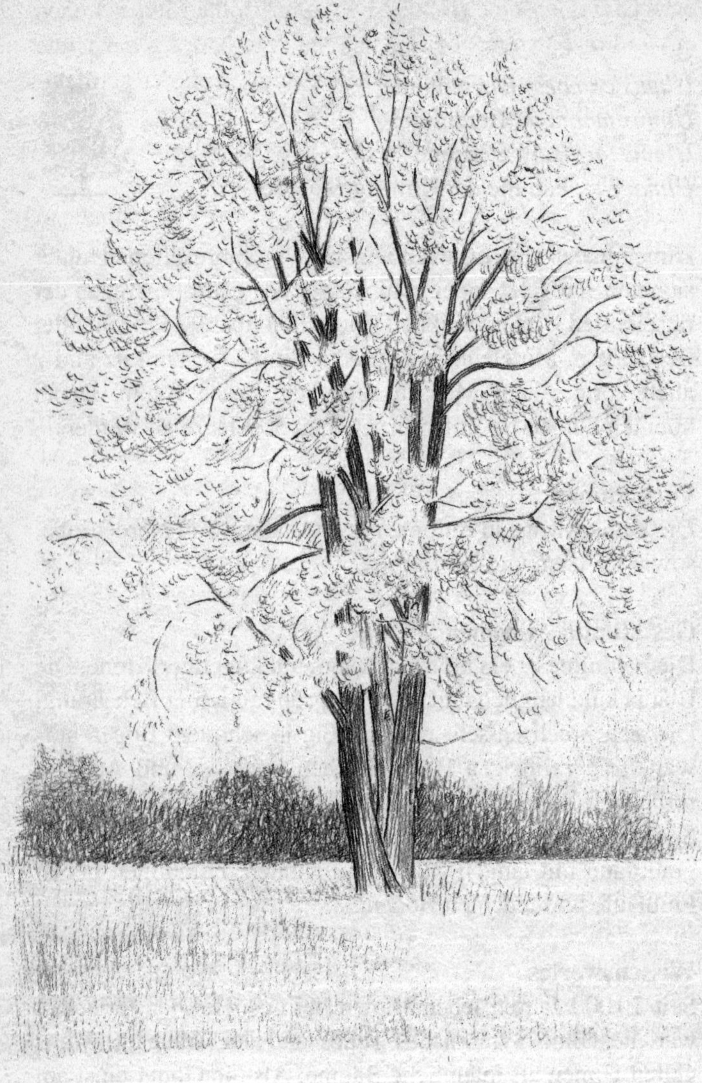

Strand entlangspazierten, entdeckten sie zwei Baumstämme, eine Ulme und eine Esche. Die Götter flößten ihnen Leben ein und machten aus der Esche eine Frau und aus der Ulme einen Mann. Aus diesen Bäumen stammt nach der germanischen Mythologie die Menschheit ab.
Wer mit Luftgeistern in Kontakt treten will, sollte mit Ulmenrinde räuchern, meint René Anton Strassmann.
Ulmenholz ist, mit Ausnahme des Holzes der Flatterulme, so hart und dauerhaft wie Eichenholz, wächst jedoch doppelt so schnell. Schön gemaserte Pfeifenköpfe, aber auch Möbel werden aus Ulmenholz hergestellt. Früher diente es Wagenbauern und Drechslern.
Bei den Kelten galten der 12. bis 24. Januar und der 15. bis 25. Juli als Tage der Ulme. Ulmentage sollen, so meint Michael Vescoli, Tage guter Gesinnung sein. Toleranz und Gerechtigkeit ist das Leitbild der Ulmengeborenen. Ihre Fähigkeit, Angst zu überwinden, macht Ulmengeborene fleißig, schöpferisch und zuverlässig. Über vierzig Dichter sind in den Tagen der Ulme geboren, was Michael Vescoli als Zeichen ihrer schöpferischen Sensibilität wertet.

Heilkraft

Verwendete Teile: Rinde, Sammelzeit: April
Wirkstoffe: Droge mit Gerbstoffen, Kalium, Phlobaphene, Harz

Die Ulme gehört zu den alten Heilbäumen. Dioskurides, der im 1. Jahrhundert n. Chr. wirkte, kannte die zusammenziehende haut- und wundheilende Wirkung der Ulme, und Hildegard von Bingen empfahl frische, in kaltes Wasser gelegte Ulmenblätter bei Sprachverlust. Außerdem schrieb sie (Hertzka/Strehlow, S. 423):

Dieser Baum hat in seiner natürlichen Art das Wohlergehen, so daß die Luftdämonen durch ihn die Hirngespinste und Streitigkeiten und Einbildungen nicht bis zum Jähzorn und zu vielen Streitigkeiten steigern können. Wer das Badewasser durch Ulmenholzfeuer erhitzt und in diesem Wasser badet, dem nimmt es die Bosheit und den bösen Willen und flößt ihm Wohlwollen ein. Seine Gemütslage wird fröhlich.

In der Tierheilkunde benutzt man pulverisierte Ulmenrinde bei Koliken oder bei Ekzemen als Pulver aufgestreut. Ulmenblätter können zur Gesunderhaltung unter das Futter gemischt werden.
Dr. Edward Bach empfiehlt seine Elm-Essenz all denen, die das Gefühl haben, die Verantwortung wachse ihnen über den Kopf und es bliebe nicht genug Kraft, alles zu schaffen. Wer Elm einnimmt, soll überdurchschnittliche Anlagen und Fähigkeiten entwickeln können und selbstsicher und vertrauensvoll in die Zukunft blicken.
In der Homöopathie wird aus frischer junger Ulmenzweigrinde eine Essenz zubereitet, die bei chronischen Hautausschlägen helfen soll.

Der Wacholder

Juniperus communis
Cypraceae, Familie der Zypressengewächse

Ich liebe Wacholder – auch Feuerbaum, Krammetsbeere, Kranewitt, Machandelboom genannt –, diese aufrechten, dunklen Gestalten der Heide, sehr. Wacholderduft macht mich stark und frisch, und ich kann ihn nicht als Todesbaum sehen. Er ist vielmehr ein Baum, in dem man seine Seele verstecken kann, wenn der Tod naht, wie Susanne Fischer-Rizzi schreibt, um noch einmal zum Leben zurückzukehren. Er ist ein »Wachhalter«, wie sein Name schon sagt, ein Lebensspender, und ganz sicher vertreibt er bose Geister.

Vorkommen
Der Wacholder wächst in ganz Europa, Asien und Amerika. Er gedeiht bis zu einer Höhe von 2500 m, ist in Wäldern, an Hängen und in Heidegebieten zu finden. Er benötigt eher trockenen Boden.

Gestalt und Aussehen
Junge Wacholderbüsche haben eine säulenartige Gestalt, die sich jedoch mit zunehmendem Alter zu einer breiten, ausladenden Krone verändert. Der strauchartige Baum wird bis zu 15 m hoch und hat blaugrüne Nadeln, die in Dreierbüscheln wachsen.
Der Wacholder ist zweihäusig. Die weiblichen Bäume haben grünliche Zäpfchen aus drei zusammenstehenden Samenknospen, die männlichen gelbe Kätzchen mit vielen Staubgefäßen. Die dunklen Beeren sind erst nach drei Jahren richtig reif.

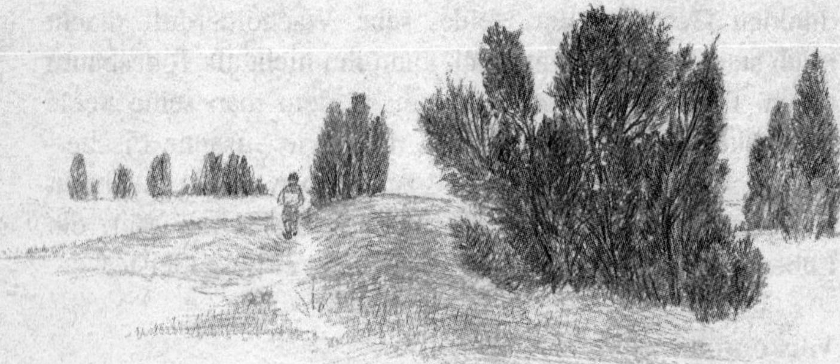

Wissenswertes

Der Wacholder steht unter Naturschutz, damit er nicht völlig ausgerottet wird. Sein Holz wurde so gern zum Räuchern von Fisch und Fleisch benutzt, daß man den Baum schützen mußte.

Die Brüder Grimm haben dem Wacholder in ihrem plattdeutschen Märchen »De Machandelboom« ein Denkmal gesetzt. In ihm lebte das von der bösen Stiefmutter getötete Kind als schöner Vogel weiter.

»Vor dem Holunder muß man den Hut abnehmen, vor dem Wacholder aber muß man in die Knie gehen«, heißt es in einem alten Spruch.

Mit dem magischen Zauberholz des Wacholders konnte man Milch vor Verhexung schützen, sich selbst vor bösen Nachbarn und allerlei Bannsprüchen. Man sagt, sogar Diebe würden gestohlenes Gut zurückbringen, wenn man nach folgender Regel handelt (Fischer-Rizzi, S. 167):

> Gehe vor Sonnenaufgang zu einem Wacholderbusch, beuge einen Zweig mit der Linken nach Osten bis auf die Erde hinunter, und lege einen Stein darauf. Spreche: »Wacholderstrauch, ich tu' dich bücken und drücken, bis der Dieb sein gestohlenes Gut wiedergebracht hat.«

Heilkraft

Verwendete Teile: Beeren, Sammelzeit: Oktober
Wirkstoffe: ätherisches Öl, Harz, Wachs u. a.

Schon die alten Ägypter kannten Wacholder als wichtiges Heilmittel. Dioskurides beschrieb im 1. Jahrhundert n. Chr. die Beeren als wassertreibend. Hildegard von Bingen rühmte den Wacholder und empfiehlt, die grünen Zweige in Wasser zu kochen und dem Bad zuzufügen, wenn man von

»übelem Mischfieber« befallen ist. Wacholderbeerenelixier soll gegen Bronchialasthma helfen (Hertzka/Strehlow, S. 308):

> Nimm Wacholderbeeren und doppelt soviel Königskerzenkraut und Bertram doppelt soviel wie Königskerze, und koche es in reinem, guten Wein. Hast du das getan, dann schütte es in einen Topf, und lege rohe, in Stücke geschnittene Alantwurzel hinzu. Seihe durch ein Tuch, und trinke nicht zuviel nüchtern zwei oder drei Wochen lang. Ebenso magst du auch nach dem Essen trinken, bis du gesund bist.

Im Volksmund ist Wacholder seit langem als Heilmittel bekannt. »Eßt Kranewitt und Bibernell, dann sterbt's nit so schnell«, sagte man in Pestzeiten, denn Wacholder desinfiziert stark. Wacholder hat sich auch bei Lungenkrankheiten, Erkältung und Bronchitis bewährt. Er verhindert Ansteckung durch seine keimtötende Wirkung.

Heute ist das ätherische Öl des Wacholders in der Aromatherapie bekannt und begehrt. Die in dem Öl enthaltenen Terpene können zwar bei manchen Menschen Hautreizungen hervorrufen, ihre Wirkung gegen Herpes simplex und andere Viren ist jedoch nachgewiesen, genauso wie seine harntreibende Wirkung (vgl. Lavabre, S. 43).

Das beste Wacholderöl wird aus den Beeren destilliert und ist ein ausgezeichnet verdauungsförderndes Mittel. Es hilft auch bei Infektionen des Harntraktes, bei Nierensteinen, Blasenentzündung und Rheumatismus. Hierzu sollte man ein Bad mit ca. 6 Tropfen Wacholderöl nehmen.

Auf Geist und Nerven und Psyche wirkt Wacholder, wie ich vielfach selber festgestellt habe, ungeheuer kräftigend, aufmunternd, unterstützend und ermutigend. In Kombination mit dem ätherischen Öl des Zitronenbaumes ist es *das* Mittel, um bei geistiger Arbeit frisch und konzentriert zu bleiben. Im Sommer gibt man ca. 5 Tropfen jeder Sorte auf $^1/_4$ l Wasser in den Zerstäuber, im Winter gebe ich die gleiche Menge in ein feuchtes Tuch auf die Heizung.

Der Walnußbaum

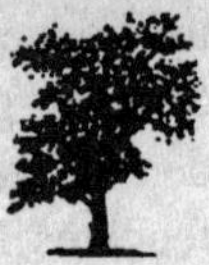

Juglans regia
Juglandaceae, Familie der Walnußgewächse

Aus Mittelasien brachten die Griechen Walnußbäume in ihre Heimat mit. Sie kultivierten die Bäume in ihren Gärten, wo die Römer sie entdeckten und zu uns brachten. Die Kelten verbreiteten den Baum bis nach England und Irland. Ihre köstlichen Früchte, die Walnüsse, nannten die Griechen »Speise der Götter«.
Noch heute erfreuen sich die Walnüsse größter Beliebtheit, besonders in der Weihnachtszeit. Auch aus der Vollwerternährung sind Walnüsse nicht mehr wegzudenken.

Vorkommen
Walnußbäume gedeihen in ganz Europa, Asien und Amerika. Sie sind allerdings frostempfindlich und mögen nicht gern Sandboden.

Gestalt und Aussehen
Walnußbäume können bis zu 25 m hoch werden und ein Alter von 150 Jahren erreichen. Die Krone ist kugelig und breit ausladend. Die Blätter sind unpaarig gefiedert und fallen nach Kälteeinbruch im Herbst sofort ab. Sie haben ein starkes Aroma, das Insekten abwehrt.
Die Blütezeit ist im April/Mai, die Blüten sind eher unscheinbar und werden vom Wind befruchtet, indem er den Blütenstaub der männlichen, hängenden Kätzchen den weiblichen, in gelben Trauben entspringenden Blüten zuweht. Die Walnüsse, die im Oktober reifen, sind von grünen, fleischigen Schalen umhüllt, die die Finger der Sammelnden braun färben.

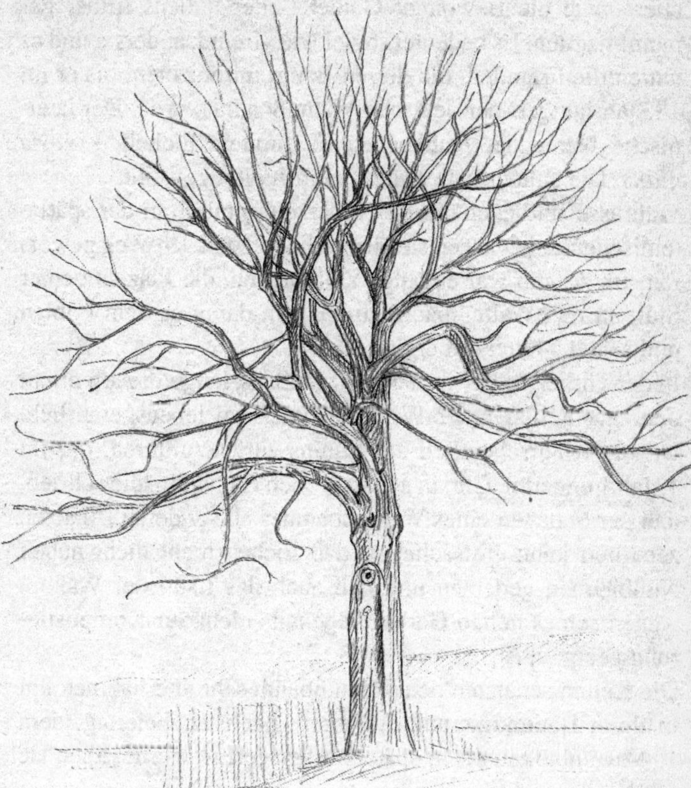

Wissenswertes

Der Name Walnuß kommt von den »Welchen« oder »Walcher«, wie die Bewohner Galliens oder Italiens früher genannt wurden. Es bedeutet soviel wie »fremd, anders«, und es waren die Fremden, die diesen Baum mitbrachten, bis er im 18. Jahrhundert der deutsche Walnußbaum wurde. Der lateinische Name der Nuß bedeutet »Jupiters Eichel« – *Jovis glans*. Die Römer hatten den Baum Jupiter geweiht.

Walnüsse sind auch ein Fruchtbarkeitssymbol. In der spätlateinischen Zeit wurden sie Neuvermählten in den Weg geworfen. Im Allgäu war es lange Zeit Brauch, die Plazenta einer Stute in den Walnußbaum zu hängen, damit es dem Fohlen und seiner Mutter gut erginge.

In der Türkei und in der Schweiz heißt es, längerer Aufenthalt oder gar Schlaf unter Walnußbäumen sei lebensgefährlich. Dies ist wahrscheinlich auf Plinius zurückzuführen, der im 1. Jahrhundert n. Chr. in seiner großen Enzyklopädie schrieb, daß der Schatten eines Walnußbaumes alle anderen Pflanzen zerstören kann. Tatsache ist, daß Eichen nicht dicht neben Nußbäumen gedeihen und daß auch das Laub der Walnuß wegen seines hohen Gerbsäuregehalts nicht zur Kompostierung geeignet ist.

Die Kelten schätzten den Walnußbaum sehr und nahmen ihn in ihren Baumkreis auf. An ihrem höchsten Feiertag, dem 1. November, aus dem später »Allerseelen« wurde, aßen sie mit Nüssen gefüllte Gänse.

Für die Kelten sind Nußbaummenschen zwischen dem 21. und 30. April sowie 24. Oktober und 11. November geboren. Sie bringen viel Leidenschaft dafür auf, ihre Lust am Leben zu sichern und zu verteidigen. Ihr Leben ist tiefgründig und trägt reiche Früchte, und wenn sie etwas tun, tun sie es ganz und mit äußerster Beharrlichkeit.

Heilkraft
Verwendete Teile: Blätter, Sammelzeit: Mai bis Juni; Nußschalen, Sammelzeit: August bis Oktober
Wirkstoffe: Gerbstoff, ätherisches Öl

Der in Blättern und Schalen der Walnuß enthaltene Wirkstoff regt den Stoffwechsel an, indem er besonders auf die Organe wirkt, die Gifte ausscheiden: Leber, Blase, Niere, Darm und Haut. Er ist entzündungswidrig und wundheilend sowie blutreinigend.
1 Teelöffel Walnußblätter und -schalen auf eine Tasse kochendes Wasser, 10 bis 15 Minuten gezogen, ergibt einen Tee, der gegen Hautunreinheiten, chronischen Schnupfen, Lymphdrüsenschwellung und Magen-Darm-Katarrh hilft. Äußerlich als Umschlag angewendet, können frische, zerquetschte Blätter bei Augenentzündung, Hauterkrankungen, Krampfadern und Venenentzündung helfen. Ein Bad, für das man 200 g Blätter mit 1 l Wasser aufkocht und dies dem Badewasser zufügt, wirkt lindernd bei Entzündungen der Haut.
Besonders wirksam sind Walnußblätter als Insektenschutzmittel. Die Blätter vertreiben Flöhe, Wanzen, Läuse, Fliegen, Milben und auch Mäuse. So kann man in Ställe von Kleintieren Walnußblätter legen. Menschen können sich ein wirksames Insektenschutzöl so herstellen: 1 l kaltgepreßtes Mandelöl wird mit 200 g grünen Nußschalen ist ein gut verschließbares Glas gefüllt und an einen warmen Ort in die Sonne gestellt. Nach ungefähr 6 Wochen wird das Öl abgesiebt. Je nach Belieben fügen Sie dem Öl noch 10 Tropfen Lavendelöl (ätherisches Öl) oder Nelken- bzw. Citronellaöl hinzu. Die Mücken werden Sie meiden!
Wenn Sie oft Verfolgungsträume haben, sollten Sie ein Kissen mit Walnußblättern ausprobieren. Hierzu mischen Sie die

Blätter mit Schafwolle und betten sich darauf. René Anton Strassmann meint, daß sich die Träume im Schlaf auf so einem Kissen verändern (S. 341):

> Wer vorher stets der Verfolgte, der Verlierer war, bekommt langsam zu seinen Verfolgern ein Verhältnis, das als gegenseitiges Verstehen umschrieben werden kann. Man nähert sich einander und beginnt sich zu achten.

Dr. Bach hat die Walnut-Essenz mit dem Seelenkonzept des Neuanfangs und der Unbefangenheit in Zusammenhang gebracht. Menschen, die zu stark an die Vergangenheit gebunden sind, jedoch einen neuen Anfang wagen müssen, z. B. durch Berufswechsel, Umzug oder körperliche Veränderungen (wie Menopause, Pubertät, Schwangerschaft), soll diese Essenz helfen, sich dem Neuen zu öffnen und das Lebensziel unabhängig von der Meinung anderer zu verfolgen.
Für mich ist das nachvollziehbar, weil der Baum mit seinen kraftvollen Blättern und üppigen Früchten Klarheit und Willensstärke ausstrahlt. Als Mittler zwischen Himmel und Erde, Menschen und höheren Wesen scheint dieser wertvolle Baum mit dem wunderschön gezeichneten Holz und dem eigenartig intensiven Duft besonders geeignet. Auch macht der Walnußbaum auf eindrückliche Weise deutlich, wie schnell sich Leben verändern kann: Wo gestern noch seine stolze Krone ragte, können am nächsten Tag nur noch dürre Äste sichtbar sein. Wie kein anderer Baum verliert die Walnuß ihre Blätter ganz plötzlich nach dem ersten Frosteinbruch.

Die Weide

An den Wassern zu Babylon
saßen wir und weinten,
wenn wir an Zion dachten.
An die Weiden hängten wir
unsere Harfen.
Psalm

Salix alba, Silberweide;
Salix chrysocoma, Trauerweide;
Salix caprea, Salweide;
Salix fragilis, Bruchweide
Salicaceae, Familie der Weidengewächse

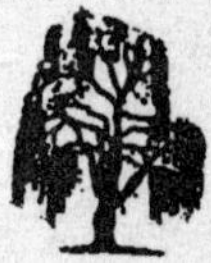

Weiden sind anspruchslose Bäume, die allerdings feuchten Boden benötigen. Sie vermehren sich leicht durch Stecklinge und geben den Bienen reichlich Nahrung.
Unzählige Sagen und Märchen werden über Weiden und die auf ihnen lebenden Wesen erzählt. Die Zauberbesen der Hexen sollen aus Weidenruten gebunden sein. Die Weide ist Demeters Baum, der Göttin der Ähren und des Wachstums der Erde.
Auch die Kelten feierten das Fest der Wiedergeburt der Natur zur Zeit der Weidenblüte. Um die Fruchtbarkeit der Felder zu erhalten, wurden Weidenzweige in den Boden gesteckt.

Vorkommen
Silber- und Trauerweiden sind auf der ganzen Welt zu Hause. Es gibt über 300 Weidenarten, und diese kreuzen sich auch untereinander. Sie wachsen da, wo es Wasser gibt, in Europa genauso wie in Südafrika und Asien.

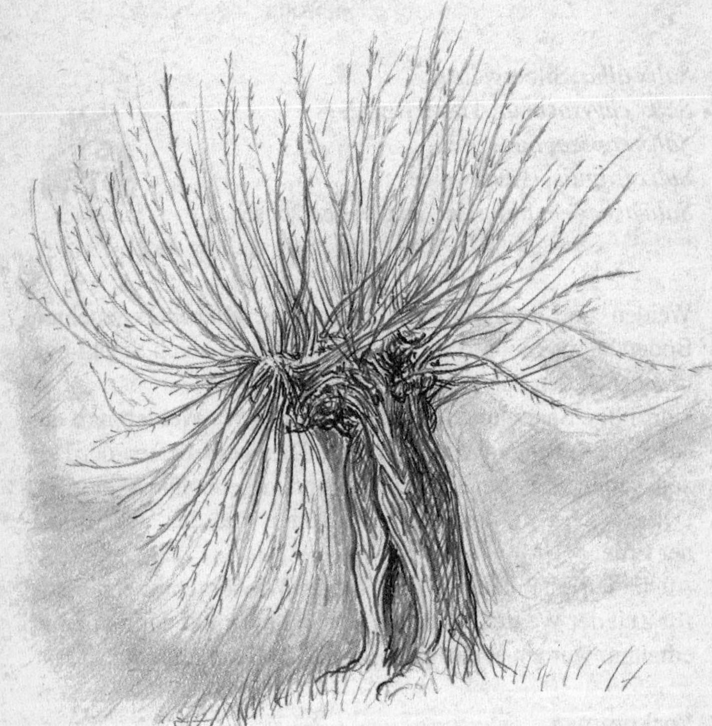

Gestalt und Aussehen

Weiden erreichen eine Höhe von 30 m. Die Silberweide hat eine breite Krone und eine graue Rinde, die mit einem feinen Netz von Rissen überzogen ist. Ihre fein gesägten Blätter sind länglich und sehr schmal, beidseitig leicht behaart und silbriggrau glänzend. Die männlichen Kätzchenblüten sind goldgelb aufgerichtet, die weiblichen grünlich und hängend.

Wissenswertes

Sollten Sie schon einmal in der Dämmerung am Flußufer oder am Wegesrand die gekrümmte Gestalt einer Weide erblickt haben, im wulstartigen Stammende vielleicht sogar einen Kopf mit extrem abstehenden Haaren erkannt haben, dann wissen Sie, warum Weidenbäume als Hexenbäume galten. Sie können wirklich erschrecken, besonders wenn aus dem hohlen Stamm ein Käuzchen ruft oder eine Katze ihrem Opfer auflauert.

Frauen, die sich nachts an Weidenbäumen herumtrieben oder unter silbernen Blättern tanzten, wurden als Hexen verschrieen, wenn sie sich nicht schon in Katzen verwandelt hatten. Aber auch Baumfrauen und Baumfeen wohnen auf Weiden, wie Sie in vielen Märchen- und Sagenbüchern nachlesen können.

Die Weide gehört, wie der Apfel- und Kirschbaum, zu den Mondbäumen und ist Symbol der Göttinnen, die in vorchristlicher Zeit verehrt wurden. Mond und Wasser, das Weiden lieben, sind lebenspendende Kräfte, die Weide daher ein Symbol für Entstehen und Vergehen, für den ewigen Kreislauf des Seins. Es ist wirklich faszinierend, zu beobachten, wie aus dem völlig beschnittenen und scheinbar toten alten Weidenkörper frische Triebe geradezu hervorschießen und Lebenskraft und Unsterblichkeit verdeutlichen.

Im Herbst befinden sich die Weidenstengel im vollen Saft. Dies ist die günstigste Zeit, um sie zu schneiden und Körbe

daraus zu flechten, die man in der nun beginnenden Erntezeit gut gebrauchen kann. Auch Wände wurden mit Weidengeflecht verstärkt, Ufer mit Weiden befestigt, weil ihre Wurzeln sich zu festen Netzen verzweigen.
Die Kelten bestimmten den 3. bis 12. September und den 1. bis 10. März, die Zeit, in der die Weiden blühen, zu den Tagen des Weidenbaums. Die in diesen Tagen Geborenen sollen seelisch und geistig so elastisch sein wie Weidenruten und sich mit Bettlern, Engeln, Teufeln und Königen an einen Tisch setzen. Teilnahmsvoll können sie sich auch in schwierige Menschen einfühlen, und ihre Gefühle sind so lebendig wie das Wasser, das Weiden lieben und brauchen.
Nachdem Laotse unter einer Trauerweide geschlafen hatte, soll er gesagt haben: »Wer weiß, ob wir im Leben träumen oder im Traum leben?« So sollen Weidengeborene häufig da zu finden sein, wo Menschheitsträume verwirklicht werden. Es wird auch gesagt, sie hätten eine tiefe und gute Beziehung zu ihrem Schutzengel und machten sich die Erde untertan, indem sie ihr liebend dienen.

Heilkraft

Verwendete Teile: Rinde *(Cortex salicis)*, Sammelzeit: April bis Mai

Wirkstoffe: Salicin sowie Gerbstoffe, Harz, Oxalate und Enzyme

Schon im klassischen Griechenland verordneten Ärzte Weidenblätter bei Fieber, Magen-Darm-Erkrankungen und Blutungen. Alle berühmten Heiler wie Hippokrates, Plinius, Hildegard von Bingen, Albertus Magnus und Paracelsus lobten die Heilkraft der Weide. Die Rinde der Silber- und Bruchweide wirkt fiebersenkend, harn- und schweißtreibend, schmerzstillend, adstringierend und keimtötend.

Das Salicin, das seit alter Zeit als Heilmittel gegen Schmerzen benutzt wurde und auch heute wieder in Reformhäusern erhältlich ist, wird seit 1898 als Salicylsäureverbindung künstlich hergestellt und ist unter dem Namen Aspirin weltberühmt geworden. René Anton Strassmann empfiehlt (S. 351):

> Wem die innere Ruhe fehlt, wer unausgeglichen ist und gestaute Wut in sich trägt, dem hilft die Weide. Sie kühlt und erfrischt. Sie kann aber auch melancholisch stimmen und nur schwer zu formulierende Sehnsüchte auslösen. Sie läßt einen in die Ferne schweifen. Verhärteten, in sich zurückgezogenen und verbitterten Menschen ist die Weide oft eine sehr große Hilfe. Sie löst und erweicht. Sie erneuert.

Frische Weidenrinde kann als Umschlag direkt auf die schmerzende oder entzündete Hautpartie aufgelegt werden. Kleingeschnittene, über Nacht in einer Tasse kalten Wassers eingelegte Rinde (1 Teelöffel pro Tasse) ergibt nach kurzem Aufkochen am nächsten Morgen einen Tee, der gegen Fieber und rheumatische Schmerzen helfen kann (2 Tassen pro Tag).
Dr. Edward Bach hat die gelbe Weide *(Salix vitellina)*, auf englisch Willow, in sein Sortiment aufgenommen. Der Baum ist im Winter durch die auffällige Goldorangefärbung der Zweige leicht zu erkennen. Willow sorgt für Eigenverantwortlichkeit und konstruktives Denken. Die Essenz wird all jenen empfohlen, die sich als Opfer des Schicksals fühlen, anderen ihre gute Laune verübeln und gern alles miesmachen. Sie umgeben sich mit einer Mauer des Negativen und sollen durch Willow lernen, sich wieder auf die lichte Seite zu konzentrieren.

Die Zeder

Cedrus libani, Libanonzeder;
Cedrus brevifolia, Zypernzeder;
Cedrus atlantica, Atlaszeder;
Cedrus deodara, Himalajazeder
Pinaceae, Familie der Kieferngewächse

Einmal behandelte ich eine Frau wegen Angstzuständen. Als zusätzliche Unterstützung ließ ich sie nach Beendigung der Therapie an verschiedenen ätherischen Ölen riechen. Freudig und spontan wählte sie die Zeder. Als ich ihr anschließend vorlas, was bei Susanne Fischer-Rizzi über die Zeder zu lesen ist, staunten wir beide, wie gut sie gewählt hatte: »Was der Löwe in der Tierwelt, das ist die Zeder unter den Bäumen.«

Vorkommen
Zedern sind Gebirgsbäume. Sie wachsen im Atlasgebirge Marokkos, in Algerien, Zypern, Amerika, im Himalaja und im Libanon, wo sie leider fast ausgerottet sind. Gelegentlich kann man Zedern in Parks oder botanischen Gärten bewundern.

Gestalt und Aussehen
Zedern wirken ausgesprochen majestätisch und kraftvoll. Sie sind immergrün, können bis zu 75 m hoch werden und ein Alter von 2000 Jahren erreichen. Im Himalaja wachsen Zedern in einer Höhe zwischen 2000 und 4000 m. Dort kann der Stamm einen Durchmesser von 3 m erreichen.
Die Zeder hat blaugrüne, in Büscheln angeordnete Nadeln. Die Blüten sind ca. 5 cm lange Zapfen, die weiblichen blaß-

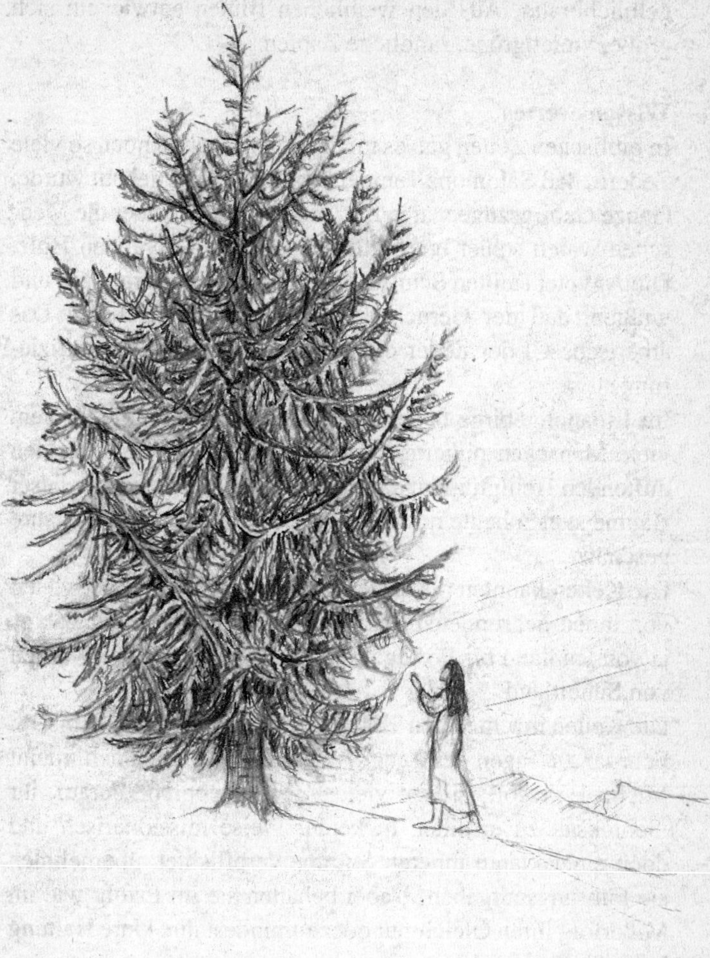

grün und eiförmig, die männlichen schmaler, kleiner und gelblichbraun. Aus den weiblichen Blüten entwickeln sich große, violettgrüne, rundliche Zapfen.

Wissenswertes

In biblischen Zeiten gab es im heutigen Libanon noch so viele Zedern, daß Salomons Tempel aus Zedernholz gebaut wurde. Ganze Gebirgszüge waren mit Zedern bedeckt, aber die Menschen waren schier unersättlich nach dem rotbraunen Holz. Die Ägypter stellten Schiffe, Särge und Möbel daraus her und wußten, daß der Geruch des Holzes Insekten abhält. Das ätherische Öl der Zeder diente damals auch zur Mumifizierung.

Im Libanongebirge befand sich der »heilige Hain«, zu dem viele Menschen pilgerten, um sich für eine Weile unter den duftenden Heiligtümern aufzuhalten und zu beten. 400 dieser Bäume stehen heute noch dort. Ihr Alter wird auf 2500 Jahre geschätzt.

Die Kelten kannten die Zeder vermutlich aus einer der vielen von ihnen gegründeten Siedlungen. Keltische Kultur gab es ja von Rußland bis Portugal, von Galatien bis in den Norden von Schottland.

Die Kelten machten den 14. bis 23. August und den 9. bis 18. Februar zu Tagen der Zeder. Wachsam und besonnen, meint Michael Vescoli, zielten viele »Zederngeborene darauf, ihr ›Schicksal‹ zu erfüllen. In keiner Weise missionarisch und doch einer klaren inneren Stimme verpflichtet, übernehmen sie Führungsaufgaben. Dabei behalten sie im Erfolg wie im Mißerfolg ihren Gleichmut oder zumindest ihre klare Haltung bei« (Vescoli, S. 134).

Heilkraft

Verwendete Teile: ätherisches Öl, gewonnen durch Wasserdampfdestillation aus Holzabfällen der Atlaszeder aus Marokko

Wirkstoffe: Cedren, Cedrol, Cedranol, Thujopsen, Cuparen, Widorol, Terpene u. a.

Die Zeder wird in der Aromatherapie gern eingesetzt. Die Essenz wirkt wärmend und harmonisierend wie alle Nadelhölzer. Außerdem ist Zedernöl antiseptisch, pilztötend und schleimlösend.

Erfahrene Aromatherapeuten setzen sie bei Blasenentzündung, Haarausfall, Schuppen und Erkrankungen der Atemorgane ein. Zedernöl wirkt hier entkrampfend und schleimlösend. Es sollte jedoch nicht in der Schwangerschaft verwendet werden, da es als abtreibend gilt.

Zedernöl wirkt insektenabweisend und hilft in Form einer Kompresse bei Akne und fettiger Haut. Ich schätze das ätherische Öl des Baumes in der Duftlampe für Stunden tiefer Entspannung, als Mittel gegen Angst und Streß. Zedernöl wirkt stärkend, aufbauend und tröstend.

Das Märchen vom Zedernbaum

Drei Männer trafen sich auf einer Paßhöhe, vom Schneesturm verfolgt, und suchten Schutz in einer kleinen Hütte. Der eine war ein Seidenhändler, der andere handelte mit Edelsteinen, der dritte aber trug nichts bei sich als verschiedene Messer, die er in einer Tasche am Gürtel verwahrte. Er war ein Holzschnitzer und weithin berühmt für seine Kunst. Während der Seidenhändler und der Edelsteinverkäufer sich, mürrisch über den erzwungenen Aufenthalt, daranmachten, ein Feuer zu entfachen, fiel der Blick des Holzschnitzers auf ein hohes

und starkes Stück Holz, das in der Ecke lehnte, und er wurde von der Leidenschaft des Künstlers erfaßt und begann, eine menschliche Gestalt zu schnitzen, obwohl Allah die Nachbildung seines Ebenbildes verboten hat.
»Allah, der alles versteht und verzeiht, wird, wenn er überhaupt durch den Schneesturm sehen kann, gewiß so tun, als sehe er nichts«, beruhigte der Künstler sein Gewissen.
Als das Feuer knisterte und wärmte, kamen die beiden Händler näher, um das Tun und Treiben des Schnitzenden zu betrachten. »Allah, verzeih uns – es wird ein Weib!« stieß der Seidenhändler aus und ging zu seinen Bündeln, um herbeizuholen, was sich für ein Weib geziemt, kostbare Seidenstoffe.
Der Händler mit den Edelsteinen sah dem Holzschnitzer noch eine Weile zu, ging aber dann abseits und griff unter seine Kleidung, wo er Juwelen und Edelsteine verbarg, um sie für die Frau hervorzuholen.
Der Bildschnitzer aber fuhr fort zu schnitzen, verspürte weder Müdigkeit noch Kälte, weder Hunger noch Durst, bis der Morgen graute und er sein Werk vollendet hatte. Er verbeugte sich vor dem Bildwerk, kreuzte die Arme und sprach: »Schönste der Frauen, die du mein eigen bist, mehr, als es jemals eine Frau war, o sei gesegnet, daß du unter meinen Händen wurdest und nun mein bist, ganz allein nur mein!« Mit diesen Worten sank er erschöpft zu Boden.
Da kam der Seidenhändler heran und sprach: »Die Frau ist schön, und sie ist mein! Denn wer ein Weib bekleidet, dem gehört es!«
Nun schob aber der Juwelenhändler den andern beiseite, holte die Geschmeide hervor und begann, sie um Brust und Hals der hölzernen Frau zu hängen, und sprach: »Wer ist es, dem eine Frau gehört, wenn nicht jenem, der sie mit Juwelen schmückt? Keine Schönheit gibt es, die unter Juwelen nicht leuchtender würde. Sie ist mein!«

Nun erwachte der Holzschnitzer wieder und hörte den Streit und stellte sich schützend vor sein Geschöpf: »Mein ist sie! Wem anders als dem, der sie schuf, könnte sie gehören?«
Als er das gesagt hatte, gab es einen kräftigen Windstoß, der die Hütte erschütterte und die Tür mit Gewalt aufriß. Die drei Männer wichen erschreckt zur Seite, denn die hölzerne Frau begann sich zu bewegen, und es war, als bahne ihr der Wind den Weg. Sie schritt langsam, so als werde sie gezogen, auf die Tür zu, kam hinaus in den schneeweißen Morgen der Berghöhe und bahnte sich ihren Pfad zu einem großen, wunderbar starken Zedernbaum, der hier auf den Höhen der Berge Wache hielt über die Weite und Stille.
Die Frau war nun bei dem schönen, starken Baum angelangt, hob die Arme und legte die Hände flach an den Stamm, durch welche Bewegung alles von ihr abfiel, was die Männer ihr angehängt hatten. Der Stamm öffnete sich, und die Frau setzte einen Fuß in die Öffnung, drehte sich jedoch noch einmal lächelnd zu dem um, der sie geschaffen hatte – und verschwand. Der Stamm hatte sich hinter ihr geschlossen, und der gewaltige Baum stand reglos, zeitfern und erhaben dort.
»Zu seinem Ursprung kehrt jedes Ding zurück«, sagte der Bildschnitzer leise, wandte sich ab, holte seinen Mantel aus der Hütte und seine zerstreuten Messer und schritt, ohne Gruß und ohne sich umzuschauen, über die Paßhöhe hinunter ins Tal.

Dieses Märchen erzählten sich die alttürkischen Nomaden.

Der Zitronenbaum

Citrus limonum
Rutaceae, Familie der Rautengewächse

Der Zitronenbaum stammt ursprünglich aus dem zentralasiatischen Steppengürtel nördlich des Himalaja. Hier gibt es viel Sonne und wasserreiche Oasen, in denen halbseßhafte Nomaden lebten.
Inder, Chinesen und Perser entdeckten die erfrischenden Früchte und bauten sie bei sich zu Hause an. In Persien fanden griechische und römische Kaufleute die köstlichen Bäume vor und brachten sie in ihre Länder mit. Von hier kommen sie heute noch in jeden Supermarkt und zu uns.

Vorkommen
Der Zitronenbaum wächst in Asien, den Mittelmeerländern und in Amerika, wo er seit 1887 kultiviert wird.

Gestalt und Aussehen
Der Zitronenbaum ist klein und zierlich und wird bis zu 6 m hoch. Er hat eine runde, dichtbelaubte Krone. Seine Zweige haben Dornen, die Blätter sind hellgrün, eiförmig, hart und glänzend.
Der Zitronenbaum ist immergrün. Seine weißen Blüten mit fünf Kronenblättern zeigt er das ganze Jahr über. Sie duften vorzüglich und entfalten sich aus rosafarbenen Knospen. Der Baum trägt das ganze Jahr über Früchte, bis zu 200 kg pro Jahr. Seine optimistische, frische Ausstrahlung macht ihn besonders beliebt.

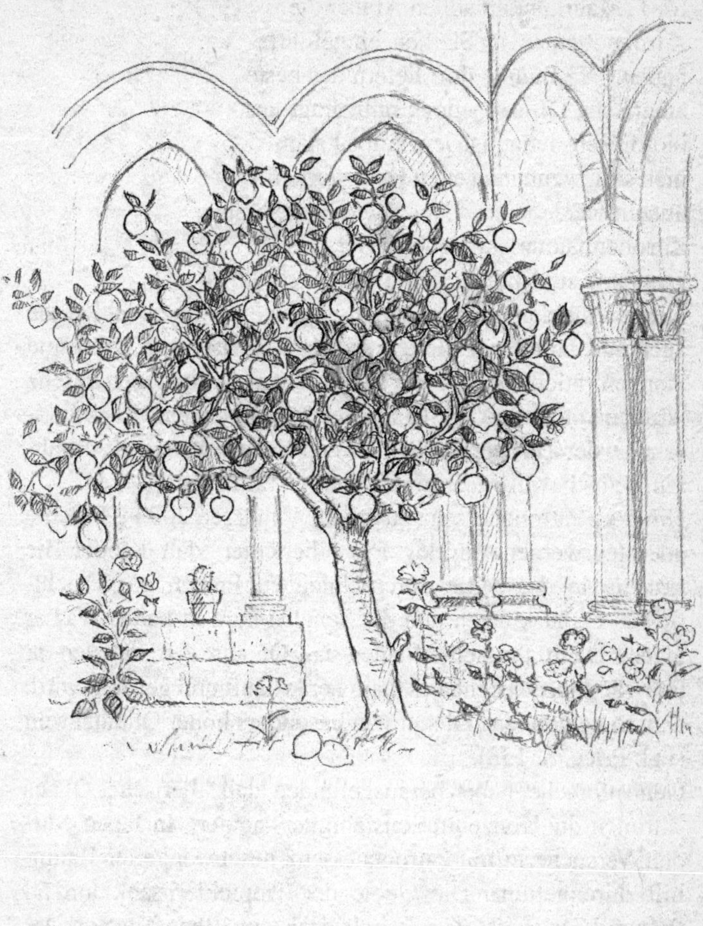

Wissenswertes

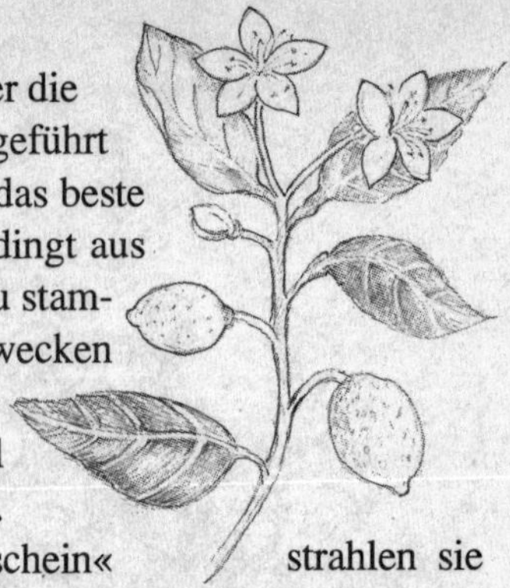

Im 12. Jahrhundert sollen Araber die Zitronenbäume in Sizilien eingeführt haben. Die Bäume dort liefern das beste ätherische Öl, das jedoch unbedingt aus biologisch-dynamischem Anbau stammen soll, wenn man es zu Heilzwecken nutzen will.

Zitronenbäume brauchen viel Licht und sind kälteempfindlich. Den »eingefangenen Sonnenschein« strahlen sie auch aus: strahlende Heiterkeit, klare Erfrischung, Kraft und Konzentration. Der aus Zitronenfrüchten gewonnenen Essenz wird männlicher Yang-Charakter zugesprochen. Das ätherische Öl der Zitronenfrucht hilft, den wachen Verstand zu wahren, selbstbewußt aufzutreten und tatkräftig zuzupacken.

Um 1 kg Zitronenessenz zu erhalten, müssen 200 kg Früchte geerntet werden. Shirley Price berichtet, daß Kinder die Früchte in der Mitte durchschneiden, Frauen das Fruchtfleisch herauskratzen und die Schalen kurz in kaltes Wasser legen. Dann pressen Männer das Öl aus den Schalen in Schwämme, aus denen es dann herausläuft und gefiltert wird. Das so gewonnene Öl soll von besonders hoher Qualität sein (vgl. Price, S. 133).

Gehirnforscher haben herausgefunden, daß ätherisches Öl aus Zitronen die Konzentrationsfähigkeit steigert. In Japan wurden Versuche in mit Zitronenessenz geschwängerter Raumluft durchgeführt. Die Quote der Tippfehler sank um 54 Prozent! Daher ist Zitronenöl ideal zum Beduften von Arbeitszimmern, Büros und Klassenräumen, zumal es eine antiseptische Dauerwirkung von zwanzig Tagen hat und z. B. Staphylokokken in 5 Minuten abtötet.

In England wird Zitronenessenz mit gutem Erfolg in Kran-

kenhäusern eingesetzt. Es tötet nicht nur Keime, sondern hilft auch, Angst und Depression abzubauen. Zitronenessenz neutralisiert durch die Produktion von Kaliumkarbonat den Säurehaushalt im Körper; d. h., sie hilft, einer Übersäuerung als Folge von zuviel Fleisch und Zuckerkonsum vorzubeugen.
Dr. Valnet, ein französischer Arzt, der seit Jahrzehnten als Aromatherapeut bekannt ist, gibt uns nützliche Tips für den Alltag (S. 229):

- Ameisen fliehen, wenn man eine verfaulte Zitrone auf ihren Weg legt.
- Kupfer- und Silberschmuck wird durch Einreiben mit einer halben Zitrone wieder blank.
- Zähne bleiben weiß, wenn man sie einmal pro Woche mit Zitronensaft bürstet.
- Tintenflecken lassen sich mit Zitronensaft entfernen.
- Ein Säckchen mit getrockneter Zitronenschale im Kleiderschrank vertreibt Motten.

Heilkraft

Verwendete Teile: Früchte, Sammelzeit: ganzjährig
Wirkstoffe: Vitamin A, B und C, Camphen, Limonen, Pinen, Citronnol, Citral, Essigsäure, Caprinsäure, Lavrinsäure, Citropen u. a.

Schon in den ältesten medizinischen Schriften wird der Zitronenbaum gerühmt. Man schrieb Zitronen die Kraft zu, allerlei Giftstoffe unschädlich zu machen, Fäulnisstoffe aus dem Körper zu räumen und die Organe zu stärken.
Schon 1000 v. Chr. muß die Zitrone in Ägypten bekannt gewesen sein. Die Ägypter schätzten den wunderbaren Duft der Blüten und beherrschten die Herstellung des ätherischen

Öls aus der Schale. Sie benutzten es zur Herstellung von Duftstoffen, die auch desinfizierende Wirkung hatte. Durch den hohen Vitamin-C-Gehalt der Frucht (und des daraus gewonnenen ätherischen Öls) erhöht sich die Widerstandskraft des Körpers gegen Infektionskrankheiten. Außerdem entgiftet Vitamin C tatsächlich und stimuliert die Blutbildung.

Die Zitrone besitzt auch eine tonisierende Wirkung auf den Kreislauf und eignet sich zur Behandlung von Krampfadern und Bluthochdruck. Weil Zitronenöl die Haut reizen kann, sollte man nicht mehr als 3 Tropfen in die Badewanne oder auf eine Kompresse geben. Als Wadenwickel (wie Kompresse) wirkt sie fiebersenkend. Zitronenessenz unterstützt Klärungsprozesse in seelischen Konflikten. Es ist ein »vernünftiges« Öl, das emotionale Ausbrüche verhindert, dabei aber zu Fröhlichkeit anstiftet und das Selbstbewußtsein fördert. Zitronenessenz ist daher ein wirksames Mittel bei Mutlosigkeit, Resignation, Konzentrationsschwäche und Vergeßlichkeit.

Die Tochter des Zitronenbaums

Es waren einmal, und das in irgendeiner Zeit, ein König und eine Königin, die hatten nur einen einzigen Sohn, ein schönes Kind. Und als er sechzehn Jahre alt war, spielte er wie so oft mit seinem geliebten Freund, dem Sohn des Wesirs.

Eines Tages geschah es nun, daß sie auf dem flachen Dach eines Hauses spielten, in dem eine arme alte Frau wohnte, und ein Stein fiel versehentlich in den Schornstein und auf den irdenen Topf der Alten, und dieser zerbrach.

Da lief die Frau aus dem Haus, sah die Jungen und rief: »So wie ich ein Verlangen hatte, die Linsen zu essen, die auf dem Herd standen, so sollst du dir die Tochter des Zitronenbaums wünschen!«

Die Jungen rannten erschrocken davon, jeder in sein Haus. Von dem Tag an aber konnte der Sohn des Königs keinen Schlaf mehr finden und nichts mehr essen. Die ganze Nacht über wälzte er sich in seinem Bett und ächzte und stöhnte, so daß die Eltern sich große Sorgen machten. Sie ließen alle Ärzte rufen, aber niemand vermochte etwas über die rätselhafte Krankheit in Erfahrung zu bringen.
Da hielt es der Sohn des Wesirs für angebracht, den Eltern seines Freundes alles zu erzählen. Und nun gaben der König und die Königin ihrem Sohn das Versprechen, sie würden ihm die Tochter des Zitronenbaums bringen. Von dem Augenblick an wurde der Königssohn gesund.
Kaum war er aufgestanden, machte er sich auf den Weg zu der alten Frau, er bat sie um Verzeihung und versprach ihr eine hohe Belohnung, wenn sie ihm den Weg zur Tochter des Zitronenbaumes sagen könne.
Sie sprach: »Hör zu, mein Kind. Die Tochter des Zitronenbaums ist in weiter Ferne. Und wenn du sie suchen willst, brauchst du zuerst drei Paar eiserner Schuhe, von denen jedes Paar nur ein Jahr halten wird. Du mußt also drei Jahre lang auf Wanderschaft sein, immer ostwärts ziehen – in die Richtung, in der die Sonne aufgeht. Ohne Rast zu machen, mußt du gehen. Im ersten Jahr wirst du das erste Paar Schuhe verbrauchen, im zweiten das zweite, und wenn das dritte Jahr gekommen ist und deine Schuhe anfangen, Löcher zu bekommen, wirst du an einem großen Palast ankommen. Dort ist die Tochter des Zitronenbaums zu finden.«
Der Königssohn bedankte sich herzlich, belohnte die Frau reichlich und lief eilends zu seinen Eltern, um es ihnen zu erzählen.
Den Eltern bereitete das, was sie zu hören bekamen, Kummer und Schmerz – sie fürchteten, ihn zu verlieren, wenn er zu einem solchen Abenteuer auszog. Aber es blieb ih-

nen schließlich nichts anderes übrig, als ihn ziehen zu lassen.
Fröhlich macht sich der Königssohn nun auf den Weg, trägt das erste Paar Schuhe und läuft über Berge und Felder, durch Schluchten und Ebenen, Wiesen und Wälder, steil hinauf und steil hinunter, ohne irgendwo Rast zu machen. So geht das erste Jahr herum, er legt das zweite Paar Schuhe an, das zweite Jahr geht herum, das dritte kommt. Das dritte Paar Schuhe beginnt löchrig zu werden, da sieht er in der Ferne einen hohen, überaus schönen Palast. Frohgemut eilt der Königssohn auf das blitzende und blinkende Schloß zu.
Hier angekommen, sieht er eine Menge Menschen, die alle ein Handwerk ausüben, aber keiner guckt den anderen an, und keinem kommt ein Wort aus dem Mund, niemand schenkt ihm Beachtung. Da verläßt ihn aller Mut – doch genau in dem Augenblick hört er eine Stimme: »Gutes Kind, komm hierher, ins obere Stockwerk!«
Dort erblickt er einen jungen Mann, der genauso alt ist wie er selbst und der wissen will, warum er gekommen ist.
»Um der Tochter des Zitronenbaums willen bin ich gekommen!«
Der junge Mann antwortet: »Die Tochter des Zitronenbaums wird dir gehören, aber heute kannst du sie noch nicht sehen. Iß nun gut, schlaf schön, morgen werden wir uns wiedersehen und darüber sprechen.«
Nun will der Königssohn noch etwas über die anderen Menschen erfahren, ob sie stumm oder taub wären. Der junge Mann erklärt: »Das sind die Lenker der Geschicke anderer Menschen. Ich aber bin dein Schicksal.«
Da legt sich der Königssohn in ein weiches Bett, kann aber vor Sehnsucht nach der Tochter des Zitronenbaumes nicht einschlafen. Noch nie in seinem Leben war ihm eine Nacht so lang vorgekommen.

Als endlich der Morgen graut, steht er auf und geht in den Eßsaal hinüber, ißt und trinkt, denn sein Schicksal spricht zu ihm: »Greif zu, damit du Kraft hast, denn die Reise, die vor dir liegt, wird schwer!«
Der Jüngling klatscht in die Hände, und schon steht da ein geflügeltes Pferd: »Setz dich auf dieses Pferd, und gehorche seiner Stimme – so wirst du Sieger bleiben!«
Der Königssohn schwingt sich aufs Pferd, hält sicher die Zügel und fliegt wie der Wind – und schon ist er in einem Garten angekommen, darin ein großer Zitronenbaum steht, der trägt drei Zitronen, und vierzig Riesen bewachen ihn.
Das geflügelte Pferd spricht: »Die riesigen Ungeheuer bewachen den Zitronenbaum, denn in jeder Zitrone wohnt die Tochter des Zitronenbaums. Halt dich gut fest! Ich werde nach unten lossausen, und wenn ich seitlich am Zitronenbaum vorbeikomme, sollst du voller Kraft mit der Hand nach der einen Zitrone greifen.«
Der Königssohn macht alles genau so, wie das Pferd es ihm sagt, ergreift die Zitrone, und schon geht's weiter. Da fängt der Mutterbaum an zu schreien, die riesigen Menschenungeheuer rennen hin und her – aber der Königssohn gelangt, mit der Zitrone in der Hand, in das Schloß zurück, wo ihm sein Schicksal zuspricht: »Schneide die Zitrone vorsichtig auf!«
Behutsam schneidet der Königssohn sie auf. Da springt ein schönes Mädchen mit goldenem Haar heraus! Der Königssohn umarmt und küßt es überglücklich.
Der Königssohn und seine Goldhaarige haben noch viele schreckliche Abenteuer zu bestehen – den Rest ihres Lebens aber verbringen sie in Freude und Glück.

Dieses Märchen, das hier verkürzt wiedergegeben wurde, stammt von der griechischen Insel Rhodos.

Die Zypresse

Sachte, ganz sachte
schwanken im Mondlicht,
fächeln die schwarzen Fächer
der großen Zypressen.
Die Dunkelheit zittert und wogt.
Die Toten lächeln . . .

Salahattin Batu

Cupressus sempervirens
Cupressaceae, Familie der Zypressengewächse

Zypressen, die wie riesige Zeigefinger mahnen, wirken »wie ein Wille, der nur eine Richtung kennt« (Susanne Fischer-Rizzi).
Sie sind die Bäume der Toscana. Die Gruppe der Zypressengewächse umfaßt jedoch achtzehn Gattungen, die auf der ganzen Erde verbreitet sind. Ihr Holz ist hart wohlriechend. Diese Bäume existierten schon Hunderte von Millionen Jahren vor den Laubbäumen.

Vorkommen
Zypressen wachsen in Kleinasien, Ländern des Mittelmeerraums sowie in Nordamerika.

Gestalt und Aussehen
Die Zypresse ist ein immergrüner, bis zu 25 m hoher Nadelbaum von pfeilähnlicher, aufrechter Form. Aus den kleinen Blüten entwickeln sich runde, graubraune Zapfen, die auch Zypressennüsse genannt werden, kleinen Fußbällen ähnlich sehen und erst im zweiten Jahr reifen.

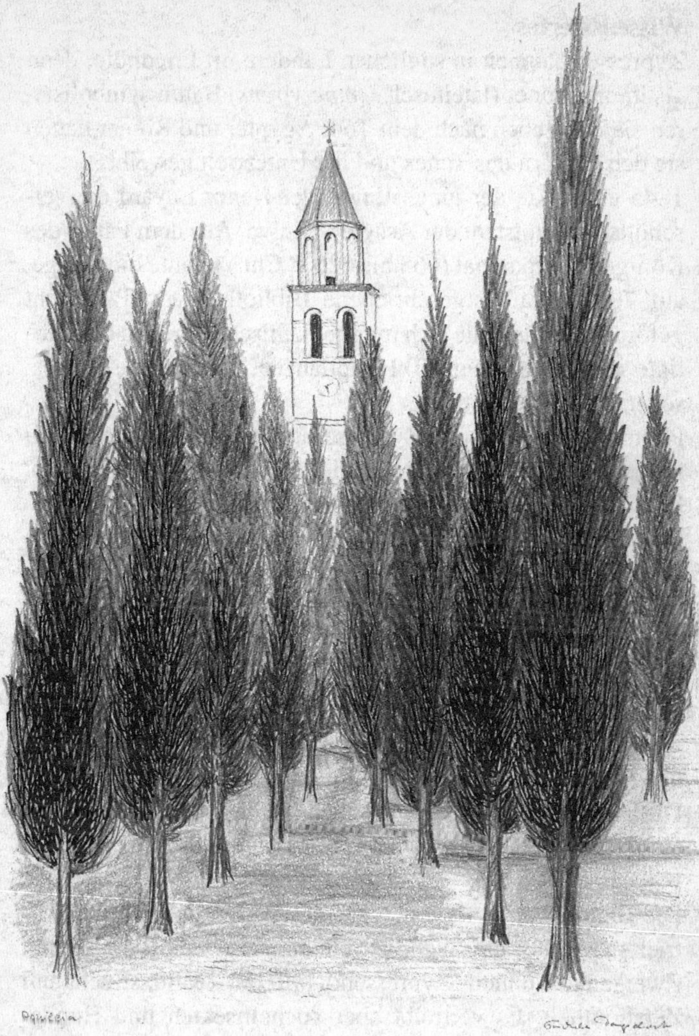
Aquileia

Wissenswertes

Zypressen säumen in südlichen Ländern oft Friedhöfe, denn als immergrüner (lateinisch *sempervirens*) Baum symbolisieren sie das Leben nach dem Tod. Ägypter und Römer hatten sie den Göttern des Todes und der Unterwelt geweiht.

1845 entdeckte der junge Engländer Henry Layard die verschüttete Hauptstadt der Assyrer, Ninive. Aus dem Palast des Königs Assurbanipal (668 bis 626 v. Chr.) konnte die riesige, auf 700 Tontafeln geschriebene Bibliothek ans Tageslicht gefördert werden, die sich mit medizinischen Fragen beschäftigte. Auf ihr wurden 250 Heilpflanzen, darunter die Zypresse, erwähnt.

Phönizier brachten die Zypresse aus Asien in den europäischen Mittelmeerraum, als sie die Insel Zypern kolonisierten. Die Zypresse gab der Insel den Namen.

War jemand gestorben, legte man in südlichen Ländern Zypressenzweige vor das Haus der Toten, und die Trauernden, die den Sarg begleiteten, hielten Zypressenzweige in den Händen. Nach einer griechischen Sage war Cyparissus so entsetzt, als er bemerkte, daß er einen Rothirsch getötet hatte, der seinem Freund Apollo gehörte, daß er die Götter bat, ihn seinen Kummer für immer tragen zu lassen. Sie erfüllten ihm den Wunsch und verwandelten ihn in eine Zypresse.

Die Maler Paul Cézanne (1839 bis 1906) und Vincent van Gogh (1853 bis 1890) haben Zypressen oft auf ihren Bildern verewigt.

Die Bäume helfen uns, sich auf das Wesentliche zu konzentrieren und bei der Sache zu bleiben. Das aus Blättern und Zweigen gewonnene Zypressenöl hilft bei Realitätsflucht und Zerstreutheit. Es vertreibt aber auch Insekten und Hundeflöhe.

Die Kelten bestimmten den 25. Januar bis 3. Februar und den 26. Juli bis 4. August zu Tagen der Zypresse. In diesen Tagen erlebt man das Licht besonders intensiv. »Wer am Leben fast zugrunde geht und aufersteht mit den ersten Klängen der befreienden Musik von W. A. Mozart, der macht seinem Lebensbaum alle Ehre«, meint Michael Vescoli.

Heilkraft

Verwendete Teile: Blätter, Sammelzeit: ganzjährig; Früchte, Sammelzeit: ganzjährig bzw. je nach Standort
Wirkstoffe: Terpene, Cedrol (Zypressenkampfer), Tannin, Furfurol, Terpineol u. a.

Ägypter, Chinesen, Assyrer und Griechen kannten die Zypresse als krampflösendes, gefäßverengendes und venenstärkendes Mittel. Zypressenessenz wirkt außerdem schweißverhindernd und harntreibend. Zypressenöl kann immer dann angewandt werden, wenn zuviel Flüssigkeit im Spiel ist: bei Ödemen, übermäßigem Schwitzen, Zahnfleischbluten, Gallenbeschwerden und zu starker Menstruation. Auch bei zu fetter und zu feuchter Haut hat es sich bewährt.
Dr. Valnet, der bekannte französische Aromatherapeut, empfiehlt, bei Keuchhusten einige Tropfen vier- bis fünfmal täglich auf das Kopfkissen des erkrankten Kindes zu geben. Bei Hämorrhoiden können örtliche Waschungen mit 1 bis 2 Prozent Verdünnung helfen. Im Fußbad hilft Zypressenöl gegen Schweißfüße. Es besitzt auch desodorierende Eigenschaften. Durch seine Wirkung auf die Hormone kann Zypressenöl in den Wechseljahren übermäßiges Schwitzen verhindern helfen.

Literatur

Bücher über Bäume

Allgeier, Kurt: *Die Heilkraft der Bäume. Alte Weisheit und neue Erkenntnisse*, München 1986, Heyne Verlag

Fischer-Rizzi, Susanne: *Blätter von Bäumen*, München [5]1992, Hugendubel Verlag

Hesse, Hermann: *Bäume – Betrachtungen und Gedichte*, Frankfurt 1984, Insel Taschenbuch Verlag

Hetmann, Frederik: *Baum und Zauber*, München 1988, Goldmann Verlag

Mit Goethe durch den Garten, Frankfurt 1989, Insel Taschenbuch Verlag

Phillips, Roger: *Kosmos-Atlas Bäume*, Stuttgart [5]1992, Franck-Kosmos Verlag

Schnelting, Karl (Hrsg.): *Unsere Bäume. Kennenlernen, erhalten, pflegen*, München 1992, Gräfe und Unzer

Strassmann, René Anton: *Baumheilkunde*, Mogelsberg 1986, Zyt-los Verlag

Bäume in der Psychotherapie

Epstein, Gerald: *Gesund durch die Kraft der Vorstellung. Ein Übungsbuch*, München 1992, Kösel Verlag

Hark, Helmut: *Heilkräfte im Lebensbaum. Ein praktisches Übungsbuch*, München 1992, Kösel Verlag

Koch, Karl: *Der Baumtest, Der Baumzeichenversuch als psychodiagnostisches Hilfsmittel*, Bern/Stuttgart/Toronto [8]1986, Verlag Hans Huber

Schmeer, Gisela: *Heilende Bäume. Baumbilder in der psychotherapeutischen Praxis*, München 1990, Pfeiffer Verlag

Vopel, Klaus: *Die 10-Minuten-Pause. Minitrancen gegen Streß*, Hamburg 1992, Iscopress

Ders.: *Kinder ohne Streß. Bewegung im Schneckentempo*, Hamburg 1989, Iscopress

Ders.: *Kinder ohne Streß. Im Wunderland der Phantasie*, Hamburg 1989, Iscopress

Ders.: *Wege des Staunens. Phantasiereisen*, Hamburg [3]1992, Iscopress

Bücher zur Aromatherapie

Davis, Patricia: *Aromatherapie von A–Z*, Knaur-Tb. 76015

Drury, Susan: *Die Geheimnisse des Teebaums*, (Aitrang [2]1992, Windpferd Verlag

Fischer-Rizzi, Susanne: *Himmlische Düfte. Aromatherapie*, München [7]1991, Hugendubel Verlag

Lavabre, Marcel: *Mit Düften heilen*, Freiburg 1992, H. Bauer Verlag

Price, Shirley: *Praktische Aromatherapie*, Neuhausen [3]1991, Urania Verlag

Valnet, Jean: *Aromatherapie*, München [5]1986, Heyne Verlag

Sagen und Märchen

Carstensen, Richard (Hrsg.): *Griechische Sagen*, München 1978, dtv Verlag

Eigl, Kurt: *Deutsche Götter- und Heldensagen*, München 1991, Südwest Verlag

Menzer, Gabriele (Hrsg.): *Der Märchenbaum*, Freiburg 1987, Herder Verlag

Weitere Titel

Hertzka, Gottfried/Strehlow, Wighard: *Die große Hildegard-Apotheke*, Freiburg [2] 1992, H. Bauer Verlag

Kerner, Dagny und Imre: *Der Ruf der Rose. Wie Pflanzen fühlen und wie sie mit uns kommunizieren*, Köln 1992, Kiepenheuer & Witsch Verlag

Scheffer, Mechthild: *Bach-Blütentherapie*, Theorie und Praxis, München [13] 1989, Hugendubel Verlag

Vescoli, Michael: *Keltischer Baumkreis*, Zürich 1988, edition kürz

Wald erkunden und erfahren, Materialien für Kinder und Jugendliche, Mülheim 1992, Vlg. a. d. Ruhr